U0367627

药物化学实验

主　编	曹志凌	杨树平
副主编	李姣姣	刘玮炜
	王　豪	杨锦明
	许瑞波	
参　编	唐丽娟	蒋迎道
	杨棕楠	周兰兰
	吴庆利	王秀军

特配电子资源

微信扫码
● 视频学习
● 延伸阅读
● 互动交流

南京大学出版社

图书在版编目(CIP)数据

药物化学实验 / 曹志凌，杨树平主编. —南京：
南京大学出版社，2020.3(2023.12 重印)
　ISBN 978 - 7 - 305 - 22744 - 8

　Ⅰ.①药…　Ⅱ.①曹…②杨…　Ⅲ.①药物化学－化
学实验－高等学校－教材　Ⅳ.①R914－33

　中国版本图书馆 CIP 数据核字(2019)第 284212 号

出版发行　南京大学出版社
社　　址　南京市汉口路 22 号　　　　邮　　编　210093
书　　名　药物化学实验
主　　编　曹志凌　杨树平
责任编辑　甄海龙　　　　　　　　编辑热线 025 - 83592146
照　　排　南京开卷文化传媒有限公司
印　　刷　南京玉河印刷厂
开　　本　787×960　1/16　印张 11.25　字数 200 千
版　　次　2020 年 3 月第 1 版　2023 年 12 月第 2 次印刷
ISBN 978 - 7 - 305 - 22744 - 8
定　　价　39.00 元

网　　址：http://www.njupco.com
官方微博：http://weibo.com/njupco
微信服务号：njuyuexue
销售咨询热线：(025)83594756

* 版权所有，侵权必究
* 凡购买南大版图书，如有印装质量问题，请与所购
　图书销售部门联系调换

前　言

　　药物化学实验是药学类和制药工程等专业开设的实验实训必修课程。药物化学实验将药学理论与化学实验知识有机结合,对学生知识结构体系的构建起到承上启下的作用,帮助学生进一步了解和掌握药物制备的基本流程与基本方法,锻炼学生合成药物分子的实验技能,同时培养学生解决药品生产、质量控制等实际问题的能力。

　　新医药产业发展急需药学类和制药工程等应用型专业人才,地方高校也在按照"知行合一、应用突出"的理念,持续深化教学改革,参与一流专业建设中。普通地方高校以培养应用型人才为发展方向,需要根据自身定位不断优化与更新教学内容,本教材突出了实验操作技能训练并结合了医药生产应用特点,包含了药物化学基本操作技能实验、验证性实验、综合性实验、英文实验和设计性实验项目等多层次的实验项目。本书选择了 27 个典型的药物化学基本实验、3 个药物化学综合实验以及 4 个药物化学设计实验供读者选择使用。教材内容兼顾了药物化学合成的经典制备方法以及近年来发展的药物化学新方法、新技术,增加了部分英文实验材料,以此提高学生阅读和利用外文专业资料能力。本教材特别适合地方高校药学、制药工程等专业教学使用,也可作为高职高专医药技术类专业的教材。

本教材中药物名称、理化数据等均参考了《中国药典》2015 版内容。在编写过程中,我们参阅了国内外已出版的教科书、专著和专业期刊等,吸取了许多专家学者的宝贵经验,在此深表谢意。参与本书编写的有江苏海洋大学曹志凌、杨树平、李姣姣、刘玮炜、许瑞波、唐丽娟、蒋迎道、杨棕楠、周兰兰、吴庆利、王秀军,泰州学院梁吉雷,盐城师范学院杨锦明等。限于编者水平,难免有误,书中不当之处,敬请各广大读者批评指正,以便不断提高本书质量。

编　者

2020 年 2 月

目　录

第一章　实验室基本知识 ……………………………………………… 1
　一、事故预防与安全 ………………………………………………… 1
　二、实验预习与思考 ………………………………………………… 6
　三、实验记录与报告 ………………………………………………… 13

第二章　实验装置与基本实验技术 ……………………………… 14
　一、实验装置 ………………………………………………………… 14
　二、分离纯化方法 …………………………………………………… 20

第三章　基本实验 …………………………………………………… 33
　实验一　阿司匹林(Aspirin)的合成及杂质检查 ……………… 33
　实验二　对乙酰氨基酚(Paracetamol)的合成及杂质检查 ……… 37
　实验三　贝诺酯(Benorilate)的合成 …………………………… 40
　实验四　磺胺醋酰钠(Sulfacetamide Sodium)的合成 ………… 44
　实验五　美沙拉秦(Mesalazine)的合成 ………………………… 48
　实验六　盐酸普鲁卡因(Procaine Hydrochloride)的合成 …… 51
　实验七　羟甲香豆素(Hymercromone)的合成 ………………… 56
　实验八　苯妥英钠(Phenytoin Sodium)的合成 ……………… 59
　实验九　枸橼酸哌嗪(Piperazine Citrate)的合成 …………… 63
　实验十　阿司匹林铝(Aspirin Aluminum)的合成 …………… 65
　实验十一　苯妥英锌(Phenytoin‐Zn)的合成 ………………… 68
　实验十二　苯佐卡因(Benzocaine)的合成 …………………… 70
　实验十三　磺胺嘧啶锌(Sulfadiazine‐Zn)与磺胺嘧啶银
　　　　　　(Sulfadiazine‐Ag)的合成 ………………………… 75
　实验十四　琥珀酸氯丙那林(Clorprenaline Succinate)的合成 … 78
　实验十五　硝苯地平(Nifedipine)的合成 …………………… 80

实验十六　烟酸(Nicotinic Acid)的合成 ·················· 83

实验十七　盐酸苯海索 (Benzhexol Hydrochloride)的合成 ········ 86

实验十八　依达拉奉(Edaravone)的合成 ················· 90

实验十九　盐酸达克罗宁(Dyclonine Hydrochloride)的合成 ······· 93

实验二十　奥沙普秦(Oxaprozin)的合成 ················· 96

实验二十一　曲尼司特(Tranilast)的合成 ················ 99

实验二十二　盐酸普萘洛尔(Propranolol Hydrochloride)合成 ··· 103

Experiment 23　Synthesis of Aspirin ················· 107

Experiment 24　Synthesis of Sodium Phenytoin ··········· 111

Experiment 25　Synthesis of Mandelic Acid ············· 116

Experiment 26　Synthesis of Cinametic Acid ············· 119

Experiment 27　Preparation of Nikethamide ············· 122

第四章　综合性实验 ·························· 125

实验二十八　吉非替尼(Gefitinib)的合成 ··············· 125

实验二十九　氯霉素(Chloramphenicol)的合成 ············ 132

实验三十　诺氟沙星(Norfloxacin)的合成 ··············· 146

第五章　设计性实验 ·························· 159

实验三十一　棕榈酸氯霉素(Chloramphenicol Palmitate)的
合成及其晶型药物制备 ··············· 159

实验三十二　佐米曲普坦的合成 ··················· 162

实验三十三　(一)-扁桃酸(L-mandelic acid)的合成 ········· 165

实验三十四　维格列汀(Vildagliptin)的合成 ············· 167

附录1　药物生产工艺中避免使用和限制使用的溶剂 ·········· 169

附录2　常用有机溶剂物理常数 ···················· 170

附录3　实验室常用酸碱试剂的浓度 ·················· 171

参考文献 ······························· 172

第一章

实验室基本知识

一、事故预防与安全

药物化学实验室是提供化学实验条件及进行科学探究的重要场所,实验室所用的药品试剂是必不可少的,但许多是有毒、易燃、腐蚀性或易爆的危险品,所用的仪器大部分又是易碎的玻璃制品,实验操作又常在加热等情况下进行,需要各种热源、电器或其他仪器,操作不慎易造成各类事故,因此要始终把"人身安全"放在工作中的首位。在进入实验室工作之前,实验者必须要对实验课程的内容有充分的准备,而且要知晓实验室的一些基本规则,实验时严格遵守操作规程和实验室的各种规章制度,加强安全措施,经常保持警惕,就可以避免事故。

(一) 火灾与爆炸

1. 易燃液体试剂

易燃液体挥发出来的蒸气与空气混合,浓度达到一定程度时,遇明火往往发生爆炸,破坏性很大。药物化学实验使用的溶剂多属易燃液体,例如甲苯、乙醇、丙酮、甲醛、乙醚、乙腈、氯仿等。这些试剂极易着火,燃烧猛烈且燃烧时间长。

2. 易燃固体试剂

凡燃点较低,遇火、受热、摩擦、撞击或与氧化剂接触能着火的固体物质统称为易燃固体。红磷(赤磷)、有机叠氮化合物、重氮盐类化合物、二硝基化合物(二硝基甲苯)等均属于一级易燃固体。易燃固体燃点低,易燃烧或爆炸,燃烧速度快,并能放出有毒气体。

3. 压缩气体

药物化学实验室经常需要使用氮气、氢气等气体,为了便于储运和使用,经加压后充装在钢瓶里的气体叫压缩气体。钢瓶内的压力一般都比较高,如氧气、氢气压力一般都有 15 MPa,在接触明火或高温时,瓶内压力会急剧上升,超过允许压力时钢瓶就会爆炸。

4. 氧化剂

实验所需的氧化剂分解温度通常较低,遇酸、碱、潮湿、高温、摩擦、冲击或与可燃物/还原剂等接触而发生分解并引起燃烧或爆炸,例如氯酸盐类、硝酸盐类和高锰酸盐类等无机氧化剂,而过氧化苯甲苯酰、过氧乙酸等有机过氧化物在一定条件下会激烈地燃烧或爆燃,甚至有可能爆炸。

5. 遇水燃烧物质

锂、钠、钾等金属及其氢化物、磷化物和硼烷等遇水或潮湿空气能分解产生可燃气体,同时放出大量热量使可燃气体达到自燃点,从而引起燃烧爆炸。对于遇水燃烧物质,注意防水、防潮、严禁火种接近,在扑救这类火灾时,可使用干粉、干砂等,严禁用水。

（二）化学毒害与污染

实验室一些有毒化学药品与人体组织接触会导致器官损伤,甚至死亡。实验室常见有毒气体有臭氧、二氧化硫、二氧化氮、一氧化碳、氯气、碘蒸气、氨等。吸入后会立即引起咳嗽、胸闷、鼻塞、流泪等黏膜刺激症状,严重时中毒死亡。氢氰酸、氰化钠（钾）、汞及汞化物、铬盐及重铬酸盐粉末、四氯化碳、苯、苯酚、苯胺、硝基苯等经皮肤吸收可引起中毒。实验室中兼有致癌作用的有毒药品有：芳香胺、联苯胺、苯并芘、硫酸二甲酯、亚硝基化合物等。这些常见有毒药品对人体的毒害作用主要通过空气传播、接触皮肤或误入口内等途径。实验中应采取必要措施,如改善通风环境、佩带护目镜和乳胶手套等,以避免化学毒害。

（三）事故处置与预防

实验室事故发生的原因 98% 以上是人为因素,不了解和不遵守实验规程,做实验时精力不集中,听音乐,看英语或其他书籍,擅离自己实验台使实验场所成为危险环境等都是事故的根源。烫伤、烧伤、着火等事故往往发生在精力不集中的时候。

做实验前必须经过严格安全培训和充分预习。"充分预习"不是把讲义抄一遍或看一遍,而是要彻底掌握实验的内容,原料、试剂是否有毒? 是否易燃? 反应过程中是否产生有毒和危险性物质? 是否发热? 加料顺序和后处理时应注意什么? 只有充分预习,实验人员才能具备防范危险的能力。

1. 火灾的预防

① 实验室不得存放大量易燃、易挥发性试剂。

② 严禁在开口容器或密闭体系中用明火加热有机溶剂,保持实验场所通风良好,严禁在实验室吸烟。

③ 烘箱不能烘盛有易燃性溶剂的器皿。

④ 应始终密闭试剂瓶盖,除非需要倾倒液体。易燃、易爆及有毒液体溢出,应立即清理干净。

⑤ 油浴使用过程中,要有人看管,随时观察控温装置是否有效。实验室及禁烟区内禁止吸烟,做实验期间严禁脱岗,过夜实验须经申请得到同意后按要求进行。

⑥ 不可将有机溶剂倒入水槽中,废溶剂应倒入指定回收瓶内再集中处理,互不兼容的化学废弃物要分开收集。废钠、钾及钠钾合金等严禁与水接触,可以分批加到异丙醇或乙醇中进行销毁。

2. 消防灭火

与其他化学实验室一样,药物化学实验室一般不用水灭火! 因为水能和一些药品(如钠)发生剧烈反应,用水灭火时会引起更大的火灾甚至爆炸。实验室必备的几种灭火器材有沙箱、灭火毯、二氧化碳灭火器和泡沫灭火器。有机溶剂在桌面或地面上蔓延燃烧时,不得用水冲,可撒上细沙或用灭火毯扑灭。若衣服着火,切勿慌张奔跑,以免风助火势。化纤织物最好立即脱除。一般小火可用湿抹布、灭火毯等包裹使火熄灭。若火势较大,可就近用水龙头浇灭。必要时可就地卧倒打滚,一方面防止火焰烧向头部,另外在地上压住着火处,使其熄火。

3. 防爆措施

① 仪器装置应正确安装,常压或加热反应系统要与大气相通;在减压系统中严禁使用不耐压的仪器,如锥形瓶、平底烧瓶等,在做高压或减压实验时,应使用防护屏或戴防护面罩。

② 气体钢瓶在使用前要检查减压阀是否失灵。不得让气体钢瓶在地上滚动,不得撞击钢瓶表头,更不得随意调换表头。搬运钢瓶时应使用钢瓶车。

③ 对于反应过于激烈的实验,应引起特别注意。若反应过于猛烈,要根据不同情况采取冷冻和控制加料速度等,使反应缓慢进行;防止易燃、易爆气体如氢气和有机蒸气等大量逸入空气,引起爆燃。

④ 在使用和制备易燃、易爆气体时(如氢气、乙炔等),必须在通风橱内进行,且不得在其附近点火。

⑤ 实验场所最重要的是眼睛的防护!在实验室里应该一直佩戴护目镜(平光玻璃或有机玻璃眼镜),防止眼睛受刺激性气体熏染,防止任何化学药品特别是强酸、强碱、玻璃屑等异物进入眼内。

4. 毒害、伤害防治

① 尽量避免吸入任何药品和溶剂蒸气。处理具有刺激性的、恶臭的和有毒的化学药品时,必须在通风橱中进行。通风橱开启后,不要把头伸入橱内,并保持实验室通风良好。严禁在酸性介质中使用氰化物。

② 有些有毒物质易渗入皮肤,严禁在实验室内吃东西,禁止用手直接取用任何化学药品,使用有毒品时除用药匙、量器外必须佩戴防护手套,实验完毕后应马上清洗仪器用具,并立即用洗手液洗手。

③ 禁止用口吸吸管移取浓酸、浓碱、有毒液体,应该用洗耳球吸取。禁止冒险品尝药品试剂,不得用鼻子直接嗅气体,而是用手向鼻孔扇入少量气体。

④ 在实验室中要戴上安全防护眼镜,因为实验过程中可能由于小小疏忽而发生爆炸,反应过猛引起暴沸或因仪器清洗不慎,都有可能使玻璃碎片、化学药品溅入眼睛。因此戴上防护眼镜是保护眼睛的最方便、最有效的措施。眼睛灼伤或掉进异物应及时处理,眼内一旦溅入任何化学药品,立即用大量水彻底冲洗,实验室内应备有专用洗眼水龙头。忌用稀酸中和溅入眼内的碱性物质,反之亦然。对因溅入碱金属、溴、磷、浓酸、浓碱或其他刺激性物质的眼睛灼伤者,急救后必须迅速送往医院检查治疗。

⑤ 皮肤灼伤的处理:(a)酸灼伤先用大量水冲洗,以免深度受伤,再用稀 $NaHCO_3$ 溶液或稀氨水浸洗,最后用水洗。(b)碱灼伤先用大量水冲洗,再用1%硼酸或2% HAc 溶液浸洗,最后用水洗。(c)溴灼伤后的伤口一般不易愈合,必须严加防范。凡用溴时都必须预先配制好适量的 20% $Na_2S_2O_3$ 溶液备用。一旦有溴沾到皮肤上,立即用 $Na_2S_2O_3$ 溶液冲洗,再用大量水冲洗干净,并立即就医。

⑥ 中毒急救,实验中若感觉咽喉灼痛,出现嘴唇脱色或发绀、胃部疼挛或恶心呕吐、心悸头晕等症状,则可能是中毒所致。视中毒原因施以下述急救措施后,立即送医院治疗,不得延误。固体或液体毒物中毒,有毒物质尚

在嘴里的立即吐掉,用大量水漱口。已经吞下,应根据毒物性质给解毒剂,并立即送医疗单位。误食碱者,先饮大量水再喝些牛奶。误食酸者,先饮大量水,然后服用氢氧化铝膏、鸡蛋白。不要用催吐药,也不要服用碳酸盐或碳酸氢盐。

⑦ 割烫伤的处理,在切割玻管或向木塞、橡皮塞中插入温度计、玻管等物品时最容易发生割伤。管壁用几滴水或甘油润湿后,用布包住用力部位轻轻旋入,切不可用猛力强行连接。一旦被烫伤,立即将伤处用大量冷水冲淋或浸泡,迅速降温以避免深度烧伤。对轻微烫伤,可在伤处涂些鱼肝油或烫伤油膏、万花油后包扎。

5. 用电安全

实验开始以前,应先由教师检查线路,经同意后,方可插上仪器设备电源。不能用潮湿的手接触电器,所有电源的裸露部分都应有绝缘装置。如遇人触电,应切断电源后再行处理。实验结束要及时关闭设备电源。

6. 溶剂、化学药品及其他材料的处理

千万不要将溶剂或反应物倒入下水道。对可燃或毒性液体的随意处理是实验室的安全大忌。同时,不能将此类溶剂置于敞口烧杯,放在通风橱外。各类废弃的溶剂、化学药品及其他材料应该收集于指定容器中。当不清楚如何处理某种物质时,请先咨询指导教师。如果必需并且可以直接排到下水道时,则必须在排前、期间和排后都用大量水对下水道进行冲洗,而且应该用通风橱中的下水道。破碎的玻璃容器必须丢弃在专门设计的容器中。水银从破碎的水银温度计中溢出是非常危险的,应向实验指导老师报告,以便进行清除。

(四) 实验室守则

为保障药物化学实验正常开展,保证实验室的安全,培养学生良好的实验习惯,学生必须遵守以下药物化学实验室守则。

1. 切实做好实验前的准备工作。课前认真预习,了解实验相关仪器、药品的使用要领及其安全注意事项;了解实验室常见安全事故的发生原因及预防/处理措施。

2. 进入实验室时,必须穿实验服,不得穿拖鞋、高跟鞋,不得穿背心、短裤、超短裙等衣物,女生头发要扎起;严禁在实验室饮食、吸烟,不得将水杯、饮料、食物等带入实验室;熟悉实验室及其周围环境,熟悉灭火器材、急救药箱的放置位置和使用方法。

3. 实验开始前找全所需的实验器材,检查仪器是否完整无损,装置是否正确稳妥,在征求指导教师同意后方可开始实验;实验时应保持安静,遵守纪律,不玩手机,严格遵守每步操作中的安全注意事项,集中精神、认真操作、细致观察、忠实记录,实验期间不得擅自离开。如有意外事故发生,第一时间报告老师处理。

4. 遵从教师的指导,按照规定的步骤、试剂规格和用量进行实验。如需更改,须先征求指导教师同意。

5. 保持实验室的整洁;暂时不用的器材,不要放在桌面上,以免碰倒损坏;破碎玻璃仪器和尖锐废物用纸包好,放入专门的废物箱;污水、污物、残渣、火柴梗、废纸等分别放在指定位置,不得乱丢,更不得丢入水槽;废酸和废碱应分别倒入指定的废液缸。

6. 爱护公共器材,必须在指定位置使用并保持仪器清洁,不得随意挪动电子天平等分析仪器;节约使用药品、水、电、气等;损坏仪器要履行登记、换领手续,并根据规定酌情赔偿。

7. 实验完毕后,关闭水、电、气,把实验用过的物品擦拭干净,整齐放回原位,玻璃仪器清洗干净置于烘箱内或滴水架上,擦拭实验台面,规整桌椅。

8. 每次实验安排值日生,当次实验全部做完后,值日生负责打扫实验室,清理垃圾桶,离开时向值班老师报告。

二、实验预习与思考

(一)预习

充分预习是做好药物化学实验的前提和保证。首先必须阅读本书第一部分的有关内容,了解实验室安全规则。其次要仔细阅读实验内容、领会实验原理、了解有关实验步骤和注意事项。此外还需要查阅有关化合物的物理常数,了解所用试剂的性质和仪器的使用方法,制订好实验计划并按要求在实验记录本上写出预习报告,预习报告包括以下几方面:

1.了解和熟悉药物或中间体化合物的结构特点、用途、化学名称、熔沸点和溶解性等理化性质。

2.通过预习熟悉实验目的、原理,实验拟采用的合成路线、试剂和所涉及的合成单元反应,熟悉产品纯化方法与检测方法。根据文献资料对所选路线进行比较和评价,进一步加深对反应机理及影响因素的认识,并从机理上分析可能的副反应。

3.根据实验步骤和反应流程确定所需实验装置,熟悉实验所用的玻璃仪器和设备,画出装置图。

4.以简要形式写出主要实验步骤,教材中的文字叙述可用符号、箭头等简化形式表示。

(二)药物化学相关文献资料

在药物化学的实践环节,借鉴前人的理论与经验总结非常重要。专业论著、工具书以及丰富的网络资源给我们提供了大量成功与失败的案例,从中可以获得启发与参考依据。

1.工具书、手册

(1)《中华人民共和国药典》

简称《中国药典》,是国家为保证药品质量可控、确保人民用药安全有效而依法制定的药品法典,也是药品研制、生产、经营、使用和管理都必须严格遵守的法定依据,是国家药品标准体系的核心,由国家药典委员会编写,间隔5年更新出版,最新为2015年版。药典包括凡例、正文索引及附录。

(2)《有机药物合成手册》

由上海医药工业研究院编纂,系检索化学合成药物工艺路线的参考书,共收载738只品种,分为十三章。每一品种分别列出药品名、异名、化学名、结构式、分子式与分子量物理性状、作用与用途、用法与用量。除着重介绍其主要的合成路线外,一般还介绍其他路线供参考。

(3)《新编药物合成手册》

由朱宝泉等主编,化学工业出版社出版。本手册共编写了三百多种合成药的制备方法,并对每一合成药的结构式和化学名、来历、适应证、副作用、急性毒性、临床评价、制剂销售额、原料药产量及价格、原料药制法等进行介绍。该书较权威地阐述了目前常用药物的合成路线，并有参考文献，是值得从事药化及药物合成的学生和研究人员收藏的重要工具书。

(4) *The Merck Index：An Encyclopedia of Chemicals，Drugs，and Biologicals*（默克索引：化学品、药物和生物制品百科全书）

第 14 版由美国 Merck 公司 2008 年出版。该索引于 1889 年出第一版，迄今已有 110 多年的历史。是药学中相当重要的参考工具书。该书收载化学制品、药物、生物制剂万余种，8 000 多个化学结构式。

(5) *Beilsteins Handbuch der Organischen Chemie*（Beilstein 有机化学手册）

这是一本十分完备的有机化学工具书，1880 年由 Friedrich Konrad Beilstein 编辑第一版，1951 年德国化学会 Beilstein 研究所编辑出版第五次修订版。手册内容非常丰富，不仅介绍了化合物的来源、性质、用途及合成分析方法，而且还附有原始文献，极具参考价值，在医药化工领域得到了广泛应用。随着信息技术的不断进步，Beilstein 也在不断地发展变化。爱思唯尔(Elsevier)公司出品了 Reaxys 数据库，是 Beilstein/Gmelin 的升级产品。Reaxys 将贝尔斯坦(Beilstein)、专利化学数据库(Patent)和盖墨林(Gmelin)的内容整合为统一的资源，包含了 2 800 多万个反应、1 800 多万种物质、400 多万条文献。在 Reaxys 中提交一个化合物或者反应的检索，就可以马上得到所有相关的实验数据。

Reaxys 数据库网址 https://cn-www.reaxys.com/info/；https://www.reaxys.com

2. 有机合成丛书、实验手册

(1) 新药化学全合成路线手册

陈清奇主编，科学出版社出版。本书主要介绍了新药的化学合成方法，覆盖了美国食品与药品管理局(FDA)于 1999～2007 年批准上市的所有新分子实体药物共 170 余个。针对每一种药物给出了药物简介、药物化学结构信息、化学全合成路线等。这些合成路线大多是目前制药工业中正在使用的生产工艺，有较高的实用性与学术价值。

(2) *Organic Synthesis*

本书最初由 R. Adams 和 H. Gilman 主编,于 1921 年开始出版,每年一卷,2010 年出版了第 88 卷。本书主要介绍各种有机化合物的制备方法,也介绍了一些有用的无机试剂制备方法。书中所选实验步骤叙述得非常详细,并有附注介绍作者的经验及注意点。书中每个实验步骤都经过其他人的核对,因此内容成熟可靠,是很有价值的有机化合物制备参考书。另外,本书每十卷有一合订本(Collective Volume),卷末附有分子式、反应类型、化合物类型、主题等索引。

现该丛书已经有网络版可供免费使用,网址为 http://www.orgsyn.org/

(3)《有机合成实验室手册》

德国克劳泽·施韦特利克(Klaus Schwetlick)等原著,万均等编译者,2010 年化学工业出版社出版,主要介绍有机化学基本原理、有机合成实验技术、有机化合物的合成及鉴定、有机化学文献、实验报告的写作方法、常用试剂。溶剂及辅助试剂的性质、纯化和制备,重要化学品的毒性。内容丰富,取材新颖,数据翔实。

(4) *Vogel's Textbook of Practical Organic Chemistry*

这是一本较完备的实验教科书。内容主要分三个方面,即实验操作技术、基本原理及实验步骤、有机分析。很多常用的有机化合物的制备方法大都可以在这里找到,而且实验步骤比较成熟。该书第五版于 1989 年由英国 Longman 公司出版。

(5)《有机制备化学手册》

韩广甸等编写,石油化学工业出版社出版。本套书是常用的有机合成参考书,共分上、中、下 3 卷,包括实验操作技术、溶剂的精制、辅助试剂的制备、典型有机反应的基本理论以及制备方法等,其中列有 451 种有机化合物的详细制备步骤。

3. 检索工具

(1) 中国知网

中国知网网络平台面向读者提供中国学术文献、外文文献、博士论文、硕士论文、报纸、会议、专利、年鉴、工具书等各类资源统一检索、统一导航、在线阅读和下载服务；知网是全球规模最大、最全面、最专业的数字图书馆，涵盖了基础科学、文史哲、工程科技、社会科学、农业、经济与管理科学、医药卫生、信息科技等各领域。

（2）SciFinder

SciFinder 是美国化学会化学文摘服务社所出版的 *Chemical Abstract*（化学文摘）的在线版数据库学术版，是全世界最大、最全面的化学和科学信息数据库，可以通过结构式、CAS 号、研究主题、作者、研究机构等进行在线检索。SciFinder 新增的功能模块 SciPlanner 可让科学家快速锁定合成选项。用户可按最有用的方式组织检索结果，整合多个文件中的物质、反应和实验步骤等。SciFinder 需购买数据库使用权并安装客户端软件使用。SciFinder 官方网址为 http://www.cas.org/products/scifindr/index.htmL

（3）Web of Science

Web of Science 是美国 Thomson Scientific（汤姆森科技信息集团）基于 Web 开发的产品，是大型综合性、多学科、核心期刊引文索引数据库。其中的科学引文索引数据库（SCI：Science Citation Index），历来被公认为世界范围最权威的科学技术文献的索引工具，能够提供科学技术领域最重要的研究成果。

4. 国际专业期刊

（1）Journal of Medicinal Chemistry

Journal of Medicinal Chemistry（药物化学杂志），美国化学会出版期刊，为当今药物化学领域顶级期刊，主要刊登药物化学（包括药物合成与活性研究）的最新研究成果。

（2）J. Am. Chem. Soc.（Journal of the American Chemical Society）

J. Am. Chem. Soc.（美国化学会志），创刊于 1879 年，在业界有极高的声誉，文章内容包括对一些重要问题的应用性方法论、新的合成方法、新奇的理论发展和有关重要结构和反应的新进展。

（3）European-Journal-of-Medicinal-Chemistry（欧洲药物化学）

主要是发表药物设计、合成与化合物活性方面的文章。Elsevier 出版。

（4）Bioorganic & Medicinal Chemistry Letters

该期刊属于周刊，发表药物化学实验和理论有机化学在技术、结构、方法研究的最新进展。Elsevier 出版。

（5）J. Org. Chem.（The Journal of Organic Chemistry）

J. Org. Chem.（有机化学）是向全世界的化学工作者展示有机化学领域的最新研究成果的期刊，除了正规的论文，还有小的专题综述及国际会议文集。美国化学会出版。

（6）Acta Pharmaceutica Sinica（药学学报）

中国药学会、中国医学科学院药物研究所主办的医学核心期刊，报道范围覆盖化学药物、中药和天然药物、抗生素、蛋白质、多肽类药物、生物技术药物等的合成、分离鉴定、质量控制、药理、制剂、代谢等的原创性、创新性科研成果。

（7）Organic Letters

Organic Letters（有机快报）发表最新有关有机化学的重大研究的简报，包括生物有机和药物化学、物理和理论有机化学、天然产物分离及合成、新的合成方法、金属有机和材料化学。美国化学会出版。

（8）Synthesis

Synthesis（合成）是一份报道有机合成研究结果的国际性刊物。主要发表有关有机合成的综述和论文，包括金属有机、杂原子有机、光化学、药物和生物有机、天然产物、有机高分子和材料。德国出版。

5. 中国期刊数据库中部分与药物化学有关的杂志

（1）中国药物化学杂志
（2）药学学报
（3）中国药科大学学报
（4）沈阳药科大学学报
（5）有机化学

(6) 化学学报

(7) 高等学校化学学报

(8) 中国医药工业杂志

(9) 化学试剂

(10) 化学世界

(11) 中国化学(英文版 Chinese Journal of Chemistry)

(12) 中国化学快报(英文版 Chinese Chemistry Letters)

(13) 合成化学

(14) 中国新药杂志

(15) 中国现代应用药学杂志

(16) 中国药学杂志

6. 其他网络资源

查询化合物结构性质的网站 http://chemexper.com/

药物专利、标准、注册信息等查询网站 https://www.drugfuture.com/

免费化合物红外等图谱网站 http://riodb01.ibase.aist.go.jp/sdbs/cgi-bin/cre_index.cgi? lang=eng

化合物英文缩写查询网站 http://www.chemie.fu-berlin.de/cgi-bin/abbscomp

可以免费查询化合物的物化性质,合成资料部分收费 http://chemfinder.cambridgesoft.com

有机物 CAS 和性质等查询 http://sis.nlm.nih.gov/Chem/ChemMain.htmL

剑桥分子结构数据库(CSD)http://www.ccdc.cam.ac.uk/

Google 学术搜索 http://scholar.google.com/schhp? hl=zh-CN

丁香园论坛 http://www.dxy.cn/bbs/

小木虫论坛 http://emuch.net/bbs/

中华人民共和国知识产权局 http://www.sipo.gov.cn/sipo/default.htm

三、实验记录与报告

实验记录是实验过程的日志,是实验发生过程及结果的原始证据。实验记录将观察到的实验现象及测得的各种数据及时真实地记录下来,可以训练学生逻辑思维、培养基本科学素养。规范实验记录是科技活动规范训练的重要措施,实验者应养成一边实验一边直接在记录本上做记录的习惯,不应事后凭记忆补写。记录应简明准确,也可用各种符号代替文字叙述。记录的内容要尽可能表格化和有条理。实验记录是原始资料,不得随意涂改,更不容许伪造、编造数据。

实验报告是将实验操作、实验现象及所得各种数据综合归纳、分析提高的过程,也是向指导教师报告、与他人交流及储存备查的手段。药物化学验证性实验的报告内容包含:实验目的和原理、反应式、实验参数(试剂仪器等)、实验步骤、实验现象、实验解释和结论。实验报告是由实验记录整理成的,可以与预习报告和实验记录合并书写。实验记录报告参考格式如下:

药物化学实验记录报告

日期: 年 月 日 室温: ℃ 实验成员:

一、实验目的与内容
　根据具体实验情况并参考实验教材填写

二、实验原理与反应式
　画出反应式图,并注明主要反应条件和反应原理。

三、原料和试剂
　记录药品试剂的名称、规格、厂家、批号、用量、物质的量等信息。

四、实验步骤及现象观察
　记录应简明准确,也可用各种符号代替文字叙述,包括后处理步骤等,记录反应物状态变化、色泽、pH 变化等。

五、实验结果
　产物的色泽、形态、产率计算、熔点、薄层色谱、红外等测试结果及附图。

六、讨论与结果分析
　实验完成的总体情况与体会,实验欠佳或失败的原因分析,对实验改进的意见分析。

实验装置与基本实验技术

一、实验装置

（一）回流与搅拌

有机合成反应通常较慢,且大多需要在体系沸腾条件下反应较长时间,为了不使反应物或溶剂的蒸汽逸出损失,反应需要在回流装置中进行。图2-1列出了几种常见的回流装置。其中 a 是普通回流装置;如果反应体系需隔绝潮气则要在冷凝管上端安装氯化钙干燥管(b 装置);c 是可以吸收反应中生成气体(如 HCl、SO_2)的回流装置,漏斗略微倾斜,一半在水中,一半露在水面。这样既能防止气体逸出,又可防止水被倒吸至反应瓶中;c1 是用于反应过程中有大量气体生成或气体逸出很快时的装置,水(可用冷凝管流出的水)自上端流入抽滤瓶中,在侧管处逸出,粗玻璃管恰好插入水面,被水封住,以防止气体逸出;d 是回流分水装置;e 是回流滴加装置,适用于反应剧烈、放热量大的反应,或为控制反应选择性而采用分批加入物料的滴加方式。

搅拌对化学反应特别是非均相反应起着重要作用,它可使反应混合物混合得更加均匀,反应体系的温度更加均匀。实验室常用搅拌的方法是磁力搅拌和机械搅拌。图2-1中 d、e 反应装置均使用了磁力搅拌,反应瓶中需放置磁力搅拌子,适用于反应量比较少或在密闭条件进行的反应。图2-2为机械搅拌反应装置,可以满足一些黏稠液或是有大量固体参加或生成的反应。

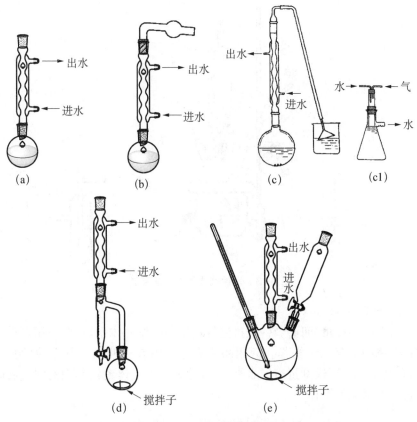

图 2-1　回流反应装置

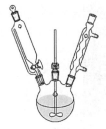

图 2-2　机械搅拌
回流反应装置

（二）无水无氧操作

有些药物合成反应对空气中的氧气和水敏感，需要在无水无氧条件下进行。反应所用的仪器事先须洗净、烘干。所需的试剂、溶剂需先经无水无氧处理。

1. 惰性气体保护

对于一般要求不是很高的体系，可采用将惰性气体直接通入反应体系置换出空气的方法。这种方法简便易行，广泛用于各种常规有机合成，是常见的保护方式。惰性气体可以是普通氮气，也可是高纯氮气或氩气（图 2-3）。

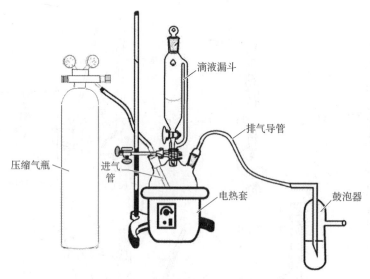

图 2 - 3   惰性气体保护反应装置

2. 手套箱

对于需要称量、研磨、转移、过滤等较复杂操作的体系,一般采用在充满惰性气体的手套箱中操作。常用的手套箱是用有机玻璃板制作的(图 2 - 4),在其中放入干燥剂进行无水操作,或通入惰性气体置换其中的空气后则可进行无水无氧操作。

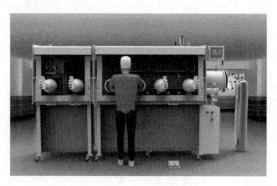

图 2 - 4   手套箱操作

3. Schlenk 技术

对于无水无氧条件下的回流、蒸馏和过滤等操作,应用 Schlenk 仪器比较方便。所谓 Schlenk 仪器是为便于抽真空、充惰性气体而设计的带活塞支管的普通玻璃仪器或装置,另有玻璃双排管(图2-5),用来抽真空和充放惰性气体,能保证反应体系达到无水无氧状态。

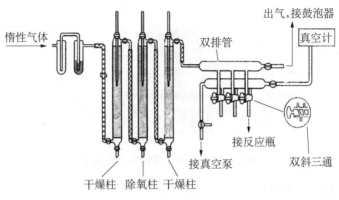

图2-5 双排管操作的实验原理

(三) 加热与制冷

1. 加热方法

加热可以使绝大多数反应加速。为了增加反应速度,药物合成反应通常需要在加热条件下进行反应,其他实验操作如蒸发、回流、蒸馏等也都要用到加热。在药物合成反应实验室中,为了保证加热均匀,经常采用水浴、油浴等热浴来进行间接加热,常用的加热方法如下:

(1) 电热套

电热套相当于一个均匀加热的空气浴,加热温度可以通过调压器控制,最高温度可以达到400 ℃。电热套由电热丝及电热丝外围包裹的玻璃纤维构成(图2-6),使用过程中勿使化学试剂尤其是有机液体或酸碱盐溶液流到电加热套中,以免造成电阻丝短路。

图2-6 电加热套

(2) 电热恒温水浴

电热恒温水浴采用电热圈进行加热(图2-7),利用电子温控仪设定和控制温度。当需要加热的温度在80 ℃以下时,可将反应容器浸入水浴中,小心加热以保持所需的温度。由于水会不断蒸发,在操作过程中,应及时向水浴锅中补加水,或者在水面上加几片石蜡,石蜡受热熔化铺在水面上,可减少水的蒸发。水浴中水若蒸干,将导致电加热圈过热爆裂,引起安全事故。如果加热温度接近100 ℃,可用沸水浴或油浴。

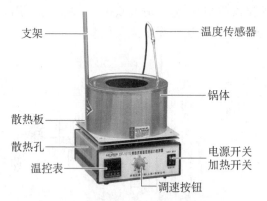

支架　　　　　　　　　　温度传感器

锅体

散热板

散热孔　　　　　　　　　电源开关
　　　　　　　　　　　　 加热开关
温控表

调速按钮

图 2 - 7　恒温磁力搅拌水浴油浴锅

（3）油浴和金属浴

当加热温度在 100～250 ℃范围，应采用电热套、油浴或金属浴。油浴所能达到的最高温度取决于所用油的种类。甲基硅油和真空泵油在 250 ℃以上时，仍较稳定，是理想的油浴介质。使用油浴时必须注意不要让水溅入油浴的导热油中，否则在加热时会产生泡沫或爆溅。

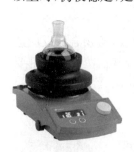

图 2 - 8
金属浴加热装置

在将反应瓶放入浴油中前，要保持反应外壁干燥。特别注意防止油浴着火，若油冒烟情况严重时，应立即停止加热。加热完毕后，将容器和温度计提离油浴液面，待附着在容器外壁上的油流完后，再用纸或干布把容器和温度计擦净。近几年金属浴发展迅速，出现微电脑控制的恒温金属浴装置，操作简便，而且控温精度和加热温度高，可以替代传统的水浴、油浴装置（图 2-8）。

以上加热方式各有优缺点，油浴加热温度保持稳定均匀，但是控制不当过热情况下有火灾危险，反应完毕还需要去除瓶壁上的油污。而金属浴和电热套安全性好、清洁方便，不足之处是加热温度均匀性较差，而且金属浴价格较贵。

（4）微波

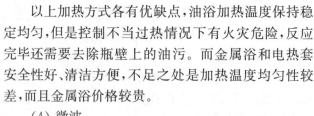

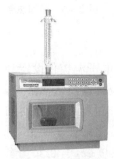

图 2 - 9　微波合成仪

微波加热使用的是频率在 300 兆赫到 300 千兆赫的电磁波（波长 0.1 mm～1 m）。一般认为微波对化学反应的高效性源自它对极性物质的热效应，极性分子接受微波辐射能量后,通过分子偶极高速旋转产生内热效应。与经典的有机反应相比,微波促进化学反应可缩短反应时间,提高反应的选择性和收率等。

全自动微波合成仪可以选择微波频率,设定温度,还可以进行加压和回流反应,在药物合成领域应用日益广泛。

2. 制冷方法

许多有机反应是放热反应,反应产生大量的热,若不及时移走热量,很可能导致反应难以控制,或有机物的分解增加副产物,甚至还会引起爆炸,因此必须冷却;为了防止反应中间体或原料等分解,或需要进行选择性反应,反应必须在低温下进行;结晶过程中,为了减少固体化合物的损失,使其易于析出结晶,也需要冷却。

冷却剂的选择以所欲维持的温度和有待移去的热量而定。由于水便宜易得、热容量大,故常用水作为冷却剂。在实验室里最简便的冷却方法是将加入反应物的容器浸在冷水中冷却。如果反应必须在室温以下进行,则可用水和碎冰的混合物作冷却剂,它的冷却效果要比单用冰块好,因为它能和容器更好地接触。如果水的存在并不妨碍反应的进行,则可以把碎冰直接投入反应物中,这样能更有效地保持低温(如重氮化反应)。如果需要把反应混合物冷却到 0 ℃以下时,可用无机盐和碎冰的混合物作冷却剂。制冰盐冷却剂时,应把盐研细,然后和碎冰按一定的比例均匀混合。将干冰(固体二氧化碳)、乙醇、丙酮、异丙醇等以适当比例混合可冷却到更低的温度(−50～−78 ℃),液氮可达到−196 ℃。为了保持其冷却效果,常把干冰和有机溶剂混合物或液氮放在广口保温瓶(也叫杜瓦瓶)中,上面用保温材料覆盖,使保温效果更好。常见的制冷剂见表 2-1。

表 2-1　低温冷却剂

冷却剂(盐/冰质量比)	冷却可以达到的温度
NaCl/冰＝1∶3	～−20 ℃
NH_4Cl/冰＝1∶4	～−15.8 ℃
$CaCl_2$/冰＝1∶1	～−40 ℃
液氨	−33 ℃
干冰/乙醚	−100 ℃
干冰/丙酮	−78 ℃
干冰/无水乙醇	−72 ℃
液氮	−196 ℃

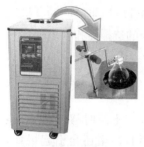

图 2 - 10 低温恒温
反应浴槽

低温恒温反应浴槽通过热循环控制器来控制循环介质温度,达到低温恒温的效果,可代替干冰和液氮等进行低温反应。低温恒温反应浴槽通常使用乙醇或乙二醇作为冷却介质,设备底部可装有磁力搅拌,也可使用机械搅拌(图 2 - 10)。

二、分离纯化方法

药物合成反应不总是具有专一性的,常伴随副反应,反应完成后,需从副产物和未反应的原辅材料及溶剂中分离出主产物。药物化学实验中制备的产品主要是固体或液体,分离纯化的方法有蒸馏、过滤、萃取、干燥与重结晶等。另外色谱法也是分离提纯有机化合物的重要手段。

(一)蒸馏

1. 常压蒸馏装置

分离两种以上沸点相差较大的液体或除去溶剂时,常采用蒸馏的方法。蒸馏装置主要由汽化、冷凝和接收三大部分组成。图 2 - 11 是常用的蒸馏装置。其中 a 是用来进行蒸馏的一般装置。如用于蒸馏沸点在 140 ℃ 以上的液体时,应该换用空气冷凝管冷凝。b 是蒸除较大量溶剂的装置,液体可从滴液漏斗中不断加入,调节滴入速度,使之与蒸出速度基本相等,可避免使用较大的蒸馏瓶。使用蒸馏装置时需注意:① 一般液体的体积不能超过瓶容积的 2/3;② 加沸石或使蒸馏液体处于搅拌状态;③ 温度计的放置位置:水银球上端应与支管下端在同一水平面上;④ 整套装置必须与大气相通;⑤ 在任何情况下都不能将液体蒸干。若蒸馏出来的产物易挥发、易燃、有毒或放出有毒气体,则在接液管(尾接管)的支管连上橡皮管,通入水槽的下水管或气体吸收装置;若蒸馏出的液体易受潮分解,则需在接液管的支管加干燥管(干燥管内填装颗粒状的干燥剂,如 $CaCl_2$)。

蒸馏装置不仅可以用于液体的分离,对于可逆反应如酯化反应,可采用边反应边蒸馏的方法,及时将生成物移出反应体系,此时只需在反应瓶的侧口搭建蒸馏头、温度计、冷凝管和接受器即可。反应瓶其他口可视具体反应情况安装相应仪器,图 2 - 11 中 c 是边滴加边回流边蒸馏的装置。

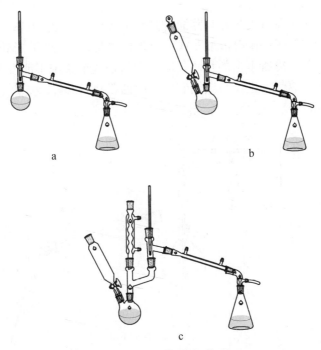

图 2 - 11　常压蒸馏装置

2. 减压蒸馏装置

减压蒸馏是分离、提纯高温易分解化合物的一种重要方法,即在常压蒸馏时未达沸点即已受热分解、氧化或聚合的物质的蒸馏。减压蒸馏装置如图 2 - 12 所示,由蒸馏和减压两部分组成。

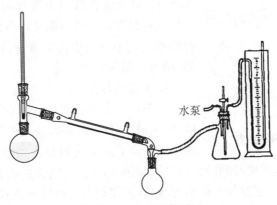

水泵

图 2 - 12　减压蒸馏装置

3. 水蒸气蒸馏装置

该装置由水蒸气发生器与蒸馏装置组成,见图 2-13。水蒸气发生器与蒸馏装置中安装了一个分液漏斗或一个带橡皮管、夹子的 T 形管。它们的作用是及时除去冷凝下来的水滴。应注意的是整个系统不能发生阻塞,还应尽量缩短水蒸气发生器与蒸馏装置之间的距离,以减少水蒸气的冷凝和它的温度降低。

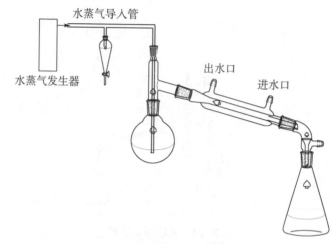

图 2-13 水蒸气蒸馏装置

4. 分馏装置

图 2-14 所示的分馏装置。适用于当反应物和需移去生成物的沸点相差比较小(低于30 ℃)。分馏装置常用于液体混合物的分离。如果几种具有不同沸点而又可以互溶的液体化合物相互间不会发生化学变化,也不形成共沸物,则可以用分馏法分离。

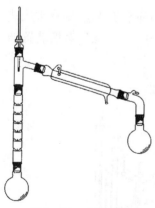

图 2-14 分馏装置

5. 真空旋转蒸发仪

在药物合成实验室中,进行合成实验及萃取、柱色谱等分离操作时,往往需要使用大量有机溶剂。为了除去或回收这些溶剂,常采用普通蒸馏的方法,需要时间较长,而且长时间的加热可能会造成有机化合物的分解。为了快速蒸发较大体积的溶剂,可使用真空旋转蒸发仪(如图 2-15所示)。该仪器装有高效的冷凝器,在减压条件下工作。它的加热蒸发部分是一个盛有欲蒸发溶液的圆底烧瓶,烧瓶保持一定角度并在热水浴中由电动机带动迅速旋转,使液体在烧瓶内壁扩散成一层薄膜,从而增加了蒸发表面,使溶液在减压下迅速挥发,从而大大缩短浓缩时间。

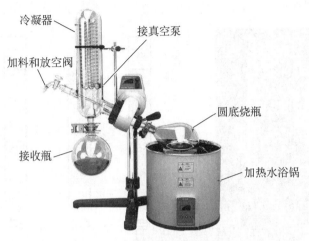

图 2‑15　真空旋转蒸发仪

(二) 色谱方法

色谱法在药物合成中不仅可以用于分离和纯化产物,还可以鉴定产物的纯度、跟踪反应以及对产物进行定性、定量分析。色谱法是利用混合物各组分与色谱固定相(填料)之间吸附亲合力强弱的差异,经过多次反复吸附与分配将产物中各组分分离。色谱法根据操作方式可分为:柱色谱、纸色谱、薄层色谱、气相色谱、高效液相色谱等。

1. 柱色谱

柱色谱可看作是一种固—液吸附色谱法,在柱状玻璃管中装入有适当吸附性能的固体物质(如氧化铝、硅胶等)作为固定相填料,此玻璃管称色谱柱或层析柱。将欲分离的组分配成溶液后,倒入色谱柱中吸附层的上端,再选用混合溶剂或单一溶剂作为流动相,以一定的速度从上端通过色谱柱。

如图 2‑16 所示,色谱柱的顶端 A、B 两组分吸附在柱内顶端的吸附剂上。当加入溶剂(流动相)通过色谱柱时,由于溶剂的冲洗或洗脱作用,A、B 两组分便随着溶剂从上向下流动从吸附剂洗脱下来(即解吸作用),溶解在溶剂中,又随着溶剂向下流动。如此反复进行,在色谱柱上连续不断地产生吸附、解吸、再吸附、再解吸的过程,经过一段时间的洗脱,使 A、B 两组分在色谱柱内能够产生差速迁移,最后迁移速度快的先到达色谱柱下端,迁移速度较慢的组分则还在色谱柱的中部。这样,A、B两组分就完全分开,形成两个谱带,每一个谱带内是一种纯物质。将每个谱带分别收集,可用于制备和产品分析测定。

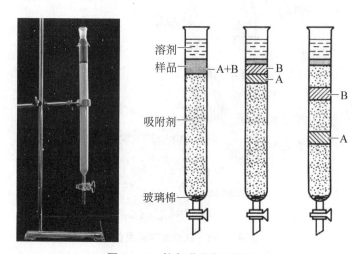

图 2‑16　柱色谱分离示意图

基本操作如下:

(1) 装柱

装柱前应先将色谱柱洗干净,进行干燥。在柱底铺一小块脱脂棉,再铺一层厚约 0.5 cm 的石英砂,然后进行装柱。装柱分为湿法和干法两种,下面分别加以介绍。

湿法装柱:将吸附剂(氧化铝或硅胶)用极性较低的洗脱剂调成糊状,在柱内先加入 3/4 柱高的洗脱剂,再将调好的吸附剂边敲打边倒入柱中,同时,打开下旋转活塞,在色谱柱下面放一个干净并且干燥的锥形瓶接收洗脱剂。当装入的吸附剂有一定的高度时,洗脱剂下流速度变慢,待所用吸附剂全部装完后,用流下来的洗脱剂转移残留的吸附剂,并将柱内壁残留的吸附剂淋洗下来。在此过程中,应不断敲打色谱柱,以便色谱柱填充均匀并没有气泡,柱子填完后,在吸附剂上端覆盖一层约 0.5 cm 厚的石英砂。这样既可以使样品均匀地流入吸附剂表面;当加入洗脱剂时,石英砂又可防止吸附剂表面被破坏。在整个装柱的过程中,柱内洗脱剂的高度始终不能低于吸附剂最上端,否则柱内会出现裂痕和气泡。

干法装柱:在柱色谱柱上端放一个干燥的漏斗,将吸附剂倒入漏斗中,使其成为一股细流连续不断地装入柱中,并轻轻敲打色谱柱的柱身,使其填充均匀,再加入洗脱剂湿润。也可以先加入 3/4 的洗脱剂,然后再倒入吸附剂。由于硅胶和氧化铝的溶剂化作用易使柱内形成缝隙,所以这两种吸附剂不宜使用干法装柱。

（2）加入样品

柱色谱加样方法也有干法和湿法两种。干法加样就是把待分离的样品用少量溶剂溶解后,加入少量硅胶,拌匀后再减压旋转蒸发除去溶剂。如此得到的粉末再小心加到柱子的顶层。干法上样较麻烦,但可以保证样品层很平整。湿法加样先将吸附剂上端多余的溶剂放出,直到柱内液体表面达到吸附剂表面时,停止放出溶剂。沿管壁加入预先配制成适当浓度的样品溶液,注意加入样品时不能冲乱吸附剂平整的表面。样品溶液加完后,开启下端旋塞,使液体渐渐放出,至溶剂液面降至吸附剂表面时,即可用溶剂洗脱。

（3）洗脱和分离

在洗脱和分离的过程中,应当注意:① 连续不断地加入洗脱剂,并保持一定高度的液面,在整个操作过程中勿使吸附剂表面的溶液流干,一旦流干再加溶剂,易使色谱柱产生气泡和裂痕,影响分离效果。② 收集洗脱液,如样品中各个组分有颜色,在柱上可直接观察,洗脱后分别收集各组分。在多数情况下,化合物没有颜色,收集洗脱液时多采用等分收集。③ 要控制洗脱液的流出速度,一般不宜太快,太快了柱中交换来不及达到平衡,从而影响分离效果。④ 应尽量在一定时间完成一个柱色谱的分离,以免样品在柱上停留时间过长,发生变化。

2. 薄层色谱

薄层色谱(thin layer chromatography),常用 TLC 表示,是快速分离和定性分析少量物质的一种很重要的实验技术,也用于跟踪反应进程。由于层析是在薄板上进行的,故称为薄层层析。最典型的是在玻璃板上均匀的铺上一层吸附剂,制成薄层板,用毛细管将样品溶液点在起点处,将此薄层板置于盛有溶剂的容器中,待溶液到达前沿后取出,晾干,显色,测定色斑的位置。记录原点至主斑点中心及展开剂前沿的距离,计算比移值（R_f）（图 2-17）。

R_f ＝样品点中心至原点中心的距离（a 或 b）/溶剂前沿至原点中心的距离（l）。

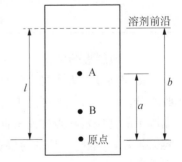

图 2-17　薄层色谱点样示意图

（1）薄层色谱用的吸附剂

薄层吸附色谱的吸附剂最常用的是氧化铝和硅胶。硅胶是无定形多孔性物质，略具酸性，适用于酸性物质的分离和分析。薄层色谱用的硅胶分为：硅胶 H—不含黏合剂和其他添加剂；硅胶 G—含煅石膏黏合剂；硅胶 HF254—含荧光物质，可于波长 254 nm 紫外光下观察荧光；硅胶 GF254—既含煅石膏又含荧光剂等类型。氧化铝与硅胶相似，氧化铝也因含黏合剂或荧光剂而分为氧化铝 G、氧化铝 GF254 及氧化铝 HF254。

（2）选取合适的展开溶剂体系

化合物在薄板上移动距离的多少取决于所选取的溶剂不同。在石油醚、己烷等非极性溶剂中，大多数极性物质不会移动，但是非极性化合物会在薄板上移动一定距离。相反，极性溶剂通常会将非极性的化合物推到溶剂的前段而将极性化合物推离基线。一个好的溶剂体系应该使混合物中所有的化合物都离开基线，但并不使所有化合物都到达溶剂前端，R_f 值最好在 0.15～0.85。虽然这个条件不一定都能满足，但这应该作为薄层色谱分析的目标（在柱色谱中，合适的溶剂应该满足 R_f 在 0.2～0.3）。一些常用溶剂体系和它们的相对极性表 2-2 所示：

表 2-2　薄层色谱和柱色谱常用溶剂

溶　剂	极性特点
强极性溶剂	甲醇＞乙醇＞异丙醇
中等极性溶剂	乙腈＞乙酸乙酯＞氯仿＞二氯甲烷＞乙醚＞甲苯
非极性溶剂	环己烷，石油醚，己烷，戊烷
混合溶剂	乙酸乙酯/石油醚或己烷（适用于大部分化合物） 乙醇/石油醚或己烷（对强极性化合物比较合适） 二氯甲烷/石油醚或己烷（适用于大部分化合物）

（3）薄层板的活化

薄层活度的大小受大气相对湿度的影响，因为吸附剂表面能可逆地吸收水分。如果大气湿度过大，薄层活度过低，影响分离效果时，则必须将室温晾干的薄层板在点样前根据活度要求在一定温度下活化。薄层活度并非越大越好，一般晾干后的薄层在 105～120 ℃干燥 0.5～1 h 即可达到常规要求的活度。

（4）点样

点样前，先用铅笔在薄层板上距一端 1 cm 处轻轻画一横线作为起始线。通常将样品溶于低沸点溶剂（丙酮、乙醇、氯仿、苯或乙醚）配成约 1‰溶液，然后用毛细管吸取样品，小心地点在起始线上，点样要轻，不可刺破薄层。若在同一板上点几个样，样点间距应为 $1\sim1.5$ cm，斑点直径一般不超过 2 mm，样品浓度太稀时，可待前一次溶剂挥发后，在原点上重复一次。点样浓度太稀会使显色不清楚，影响观察；但浓度过大则会造成斑点过大或拖尾等现象，影响分离效果。点样结束待样点干燥后，方可进行展开。

（5）展开

将点好样品的薄层板放入盛有展开剂的密闭容器中，浸入展开剂的深度为距薄层板底边 $0.5\sim$ 1.0 cm（切勿将样点浸入展开剂中，如图 2-18 所示），待展开剂接近薄层板顶端时，取出薄层板，标出溶剂前沿，晾干，待检。薄层色谱用的展开剂绝大多数是有机溶剂，在硅胶薄层板上，凡溶剂的极性越大，则对化合物的洗脱力也越大，也就是说 R_f 值也越大。

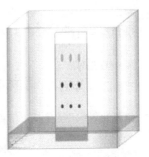

图 2-18　薄层色谱展开

（6）显色

样品展开后，如本身有颜色，可直接看到斑点的位置。但是，大多数有机化合物是无色的，必须经过显色才能观察到斑点的位置，常用的显色方法有如下几种：

① 显色剂法。由于碘能与许多有机化合物形成棕色或黄色的络合物，所以，可在一密闭容器（一般用展开缸即可）中放入几粒碘，将展开并干燥的薄层板放入其中，稍稍加热，让碘升华，当样品与碘蒸气反应后，取出薄层板，立即标记出斑点的形状和位置（因为薄层板放在空气中，由于碘挥发棕色斑点会很快消失），并计算 R_f 值。

另外根据样品的结构特性可以选择合适的化学显色试剂，配成溶液后浸渍或均匀喷洒于薄层板面上，直接观察或加热显色后观察。显色剂可以分成两大类：第一类是检查一般有机化合物的通用显色剂；另一类是根据化合物分类或特殊官能团设计的专属性显色剂。显色剂种类繁多，本章只能列举一些常用的显色剂，如表 2-3 所示。

表 2-3 常用薄层色谱显色剂

试剂名称	试剂配制方法	显色特征
硫酸	硫酸-水(1∶1)溶液；硫酸-甲醇或乙醇(1∶1)溶液；1.5 mol/L 硫酸溶液	不同有机化合物显不同颜色
碘溶液	0.5%碘的氯仿溶液	对多种化合物显黄棕色
中性高锰酸钾溶液	中性 0.05%高锰酸钾溶液	易还原性化合物在淡红背景上显黄色
碱性高锰酸钾试剂	溶液Ⅰ:1%高锰酸钾溶液；溶液Ⅱ:5%碳酸钠溶液；溶液Ⅰ和溶液Ⅱ等量混合应用	还原性化合物在淡红色背景上显黄色
酸性重铬酸钾试剂	5%重铬酸钾浓硫酸溶液，必要时 150 ℃烤薄层	不同有机化合物显不同颜色
磷钼酸乙醇溶液	5%磷钼酸乙醇溶液，喷后 120 ℃烘烤	还原性化合物显蓝色，再用氨气薰，则背景变为无色
铁氰化钾-三氯化铁试剂	溶液Ⅰ:1%铁氰化钾溶液；溶液Ⅱ:2%三氯化铁溶液；临用前将溶液Ⅰ和溶液Ⅱ等量混合。	还原性物质显蓝色，再喷 2 mol/L 盐酸溶液，则蓝色加深

② 紫外光显色法。用硅胶 GF254 制成的薄层板，由于加入了荧光剂，在 254 nm 波长的紫外灯下，可观察到暗色斑点，此斑点就是样品点。有些样品具有芳环或共轭结构，还可显示荧光斑点。

(三) 重结晶与过滤

在药物的合成中，通过溶解度的差异而使产品从反应体系中析出晶体，然后过滤以实现最初的分离，得到粗产物。粗产物可能含有或夹杂副产物、未反应完的原料以及溶剂等杂质，必须进一步精制和纯化，最常用的精制纯化方法之一就是选用适当的溶剂进行重结晶。重结晶的目的在于提纯固体药物。当杂质含量多，一次不能提纯时，可进行多次重结晶，还可与蒸馏、萃取、升华等操作相结合，来达到纯化药物的目的。

1. 原理

将固体有机物溶解在热(或沸腾)的溶剂中，制成饱和溶液，再将溶液冷却，又重新析出结晶，此种操作过程称重结晶。它是利用有机物与杂质在某种溶剂中的溶解度不同，从而将杂质除去，杂质的含量一般应在 5%以下。

因此,重结晶是纯化固体有机物的重要方法。

2.选择溶剂

重结晶的效果与溶剂选择有关,往往需要通过试验来选择适宜的重结晶溶剂。重结晶溶剂还应满足下列要求:① 溶剂不与被提纯有机物发生化学反应。② 被提纯物在此溶剂中的溶解应随温度变化有显著的差别(冷时溶解度越小,则回收率就越高)。③ 被提纯物与杂质在此溶剂中应有完全相反的溶解度,如杂质难溶于热溶剂中,通过热过滤,可以除去杂质;或杂质在冷溶剂中也易溶,则杂质留在母液中。④ 被提纯物在此溶剂中,能形成较好的结晶,即结晶颗粒大小均匀适当。

选择溶剂时,一般化合物可先查阅手册中溶解度。当无资料可依据时,可通过实验进行选择,具体试验方法为:取试管数支,各放入 0.2 g 被提纯物的晶体,再分别加入 0.5～1 mL 不同种类的溶剂,加热到完全溶解,待冷却后,能析出最多结晶的溶剂,一般可认为是最合适的。若该晶体在 3 mL 热溶剂中仍不能全溶,则不能选用此种溶剂。若在热溶剂中能溶解,但冷却无结晶析出,此种溶剂也不适用。

在重结晶时,如果单一溶剂对某些被提纯物都不适用,可使用混合溶剂。混合溶剂一般由两种能以任意比例相混溶的溶剂组成,其中一种对提纯物溶解度较大,而另一种则较小。常用的混合溶剂有乙醇-水,乙酸-水,乙醚-丙酮,苯-石油醚等。

根据抽滤后所得母液的量及母液中溶解的结晶量,可考虑对溶剂、结晶的回收。如所得物质经测定未达到规定之熔点,或未达到其他纯度规定要求则反复进行结晶若干次,直到符合标准。

3.操作方法

(1)溶解样品

选择水作溶剂时,可在烧杯或锥形瓶中加热溶解样品,而用有机溶剂时,为避免溶剂挥发和燃烧,必须在回流装置中加热溶解样品。加热期间添加溶剂时应从冷凝管上端加入。溶剂的用量应从两方面来考虑:一方面为减少溶解损失,溶剂应尽可能避免过量;另一方面溶剂用量太少又会在热过滤时因温度降低和溶剂挥发造成过多结晶在滤纸上析出而降低收率。因此,要使重结晶得到较纯产品和较高收率,溶剂的用量要适当,一般溶剂过量 20％左右为宜(注意:不要因为重结晶物质中含有不溶性杂质而加入不必要的过量溶剂)。根据溶剂的沸点和易燃性来选择适当的热浴方式进行加热。

（2）脱色

溶液中若含有色杂质，可加入适量的活性炭脱色。活性炭用量以能完全除去颜色为宜，一般为粗品量的 1％～5％。活性炭太多将会吸附一部分被纯化的物质而造成损失。加入活性炭时，应先移开火源，待溶液稍冷后再加入，并不时搅拌或摇动以防暴沸。活性炭加入后，再继续加热，一般煮沸 5～10 min。如一次脱色不好，可重复操作。活性炭脱色效果与溶液的极性和杂质的多少有关，活性炭在水溶液及极性有机溶剂中脱色效果较好，而在非极性溶剂中脱色效果较差。

（3）热过滤

热过滤通常是用重力过滤（即常压热过滤）的方法除去不溶性杂质和活性炭，在过滤过程中要保持溶液温度，如图 2-19 所示。

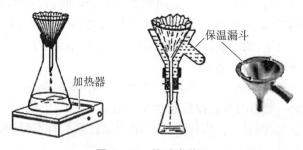

加热器　保温漏斗

图 2-19　热过滤装置

（4）结晶析出

将热滤液静置，放在室温中慢慢冷却，结晶就会慢慢析出，这样析出的晶体颗粒较大，而且均匀纯净。不要将滤液浸在冷水里快速冷却或振摇溶液，因为这样析出的结晶不仅颗粒较小，而且因表面积大会使晶体表面从溶液中吸附较多的杂质而影响纯度。但析出的结晶颗粒也不能过大（约超过 2 mm），因为过大了会在结晶中夹杂溶液，致使结晶干燥困难。如果看到有大体积结晶正在形成，可通过振摇来降低结晶的平均大小。冷却后若结晶不析出，可用玻璃棒摩擦器壁，或投入晶种，使结晶析出。

（5）结晶的抽滤和洗涤

为将充分冷却的结晶从母液中分离出来，通常采用布氏漏斗进行减压过滤（图 2-20）。抽滤瓶与抽气装置水循环真空泵间用较耐压的橡皮管连接（最好二者中间连一安全瓶，以免因操作不慎造成水泵中的水倒吸至抽滤瓶中）。布氏漏斗中圆形滤纸的直径要剪得比漏斗的内径略小，抽滤前先用少量溶剂将滤纸润湿,再打开水泵使滤纸吸紧,以防止晶体在抽滤时自滤纸边沿的缝隙处吸入瓶中。将晶体和母液小心倒入布氏漏斗中(也可借助钢铲或玻棒),瓶壁上残留的结晶可用少量滤液冲洗数次一并转移到布氏漏斗中,把母液尽量抽尽,必要时可用钢铲挤压晶体,以便抽干晶体吸附的含有杂质的母液。然后拔下连在抽滤瓶支管处的橡皮管,或打开安全瓶上的活塞接通大气,避免水倒流。

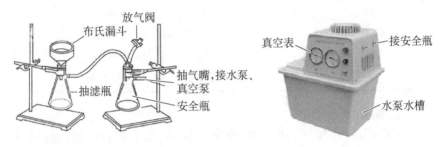

图 2-20　布氏漏斗抽滤装置

(四)干燥

干燥是指除去附在固体、气体或混在液体内的少量水分,也包括除去少量的有机溶剂。干燥方法大致可分为物理法(不加干燥剂)和化学法(加入干燥剂)两种。物理法如吸收、分馏,近年来还常用离子交换树脂和分子筛来脱水。在实验室常用化学干燥法。

1. 液体有机化合物的干燥

一般可将液体有机化合物与颗粒状干燥剂混在一起,以振荡的方式进行干燥处理。如果有机化合物中含水量较大,可分次进行干燥处理,直到重新加入的干燥剂不再有明显的吸水现象。例如,氯化钙仍保持颗粒状、五氧化二磷不再结块等。选择合适干燥剂的原则是,不与被干燥化合物发生化学反应;不溶解于该化合物;吸水量较大,干燥速度较快,并且价格低廉。常用干燥剂的性能及应用范围见表 2-4。液体有机化合物除了用干燥剂外,还可采用共沸蒸馏的方法除水。

表 2-4　常用干燥剂及适用范围

化合物类型	干燥剂
烃	$CaCl_2$、P_2O_5、Na
卤代烃	$CaCl_2$、$MgSO_4$、Na_2SO_4、P_2O_5

续　表

化合物类型	干燥剂
醇	K_2CO_3、$MgSO_4$、CaO、Na_2SO_4
醚	$CaCl_2$、P_2O_5、Na
醛	$MgSO_4$、Na_2SO_4
酮	K_2CO_3、$CaCl_2$、$MgSO_4$、Na_2SO_4
酸、酚	$MgSO_4$、Na_2SO_4
酯	$MgSO_4$、Na_2SO_4、K_2CO_3
胺	KOH、$NaOH$、K_2CO_3、CaO

注意事项

（1）$CaCl_2$ 吸水量大，速度快，价廉，但不适用于醇、胺、酚、酯、酸、酰胺等。

（2）Na_2SO_4 吸水量大，但作用慢，效力低，宜作为初步干燥剂。

（3）$MgSO_4$ 吸水量大，比 Na_2SO_4 作用快，效力高。

（4）K_2CO_3 用于碱性化合物干燥，不适用于酸、酚等酸性化合物。

（5）KOH、$NaOH$ 适用于胺、杂环等碱性化合物，不适用于醇、酯、醛、酮、酸、酚及其他酸性化合物。

（6）Na 适用于醚、叔胺、烃中痕量水的干燥，不适用于氯代烃、醇及其他与金属钠反应的化合物。

（7）P_2O_5 不适用于干燥醇、酸、胺、酮、乙醚等化合物。

2.固体有机化合物的干燥

干燥固体有机化合物最简便的方法就是将其摊开在表面皿或滤纸上自然晾干，不过这只适合于非吸湿性化合物。如果化合物热稳定性好，且熔点较高，就可将其置于烘箱中或红外灯下进行烘干处理。对于那些易吸潮或受热时易分解的化合物，则可置放在干燥器中进行干燥。

基本实验

实验一　阿司匹林（Aspirin）的合成及杂质检查

【实验目的】

1. 了解阿司匹林的性质和制备方法，掌握 O-酰化制备阿司匹林的实验方法。

2. 掌握酯化反应的原理及基本操作。

3. 进一步熟悉基础化学实验的重结晶及熔点测定等基本操作。

【背景材料】

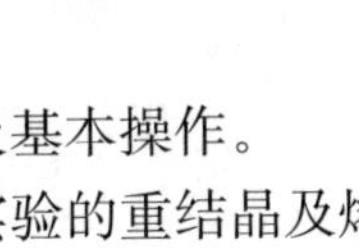

> 阿司匹林，通常也称为乙酰水杨酸（Acetyl salicylic acid），是由水杨酸（邻羟基苯甲酸）和乙酸酐合成的。早在 18 世纪，人们已从柳树皮中提取了水杨酸，并注意到它可以作为止痛、退热和消炎药，不过对肠胃刺激作用较大。19 世纪末，人们成功地合成了乙酰水杨酸，直到目前，阿司匹林仍然是一个广泛的具有解热、镇痛、抗炎的药物。化学名：2-（乙酰氧基）苯甲酸，分子式：$C_9H_8O_4$，分子量：180.16，分子结构式为：
>
>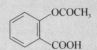

阿司匹林为白色针状或板状结晶,易溶于乙醇,可溶于氯仿、乙醚,微溶于水。熔点:135～140 ℃。

【实验原理】

水杨酸是一个具有酚羟基和羧基双官能团化合物,能进行两种不同的酯化反应,当与乙酸酐作用时,可以得到乙酰水杨酸(即阿司匹林);如与过量的甲醇反应,生成水杨酸甲酯,它是第一个作为冬青树的香味成分被发现的,因此通称为冬青油。本实验将进行前一个反应的试验,合成路线如下:

$$\text{水杨酸} +(CH_3CO)_2O \xrightarrow{H_2SO_4} \text{乙酰水杨酸} +CH_3COOH$$

【实验试剂】

水杨酸(10 g,0.072 mol),乙酸酐(14 mL,0.148 mol),浓硫酸,乙醇,活性炭,硫酸铁铵溶液。

【实验方法】

(一)酯化

在装有搅拌棒及球形冷凝器的 100 mL 干燥三口瓶中[1],依次加入水杨酸 10 g、乙酸酐 14 mL 和浓硫酸 5 滴[2]。开动搅拌,用油浴或电热套加热,待浴温升至 70 ℃时,维持在此温度反应 30 min。停止搅拌,稍冷,将反应液倾入 150 mL 冷水中,继续搅拌,至阿司匹林全部析出。抽滤,用少量冷水洗涤结晶,继续抽滤将溶剂尽量抽干,称重,得阿司匹林粗产品[3],呈白色雪花状。

(二)精制

将所得粗品置于附有球形冷凝器的 100 mL 圆底烧瓶中,加入 30 mL 乙醇,于水浴上加热至阿司匹林全部溶解,稍冷,加入活性炭回流脱色 10 min,趁热抽滤。将滤液慢慢倾入 75 mL 热水中,自然冷却至室温,析出白色结晶。待结晶析出完全后,抽滤,用少量稀乙醇洗涤,压干,置红外灯下干燥(干燥时温度不超过 60 ℃为宜),测熔点,计算收率。阿司匹林红外图谱参见图 3-1。

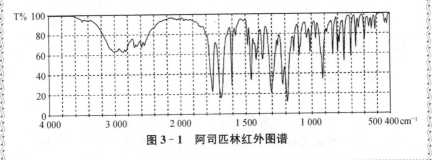

图 3-1 阿司匹林红外图谱

(三)水杨酸限量检查

水杨酸对照液的制备:精密称取水杨酸 0.1 g,加少量水溶解后,加入 1 mL 冰醋酸,摇匀;加冷水适量,制成 1 000 mL 溶液,摇匀。精密吸取 1 mL,加入 1 mL 乙醇,48 mL 水,以及 1 mL 新配制的稀硫酸铁铵溶液,摇匀。

稀硫酸铁铵溶液的制备:取盐酸(1 mol/L)1 mL,硫酸铁铵指示液 2 mL,加冷水适量,制成 1 000 mL 溶液,摇匀。

称取阿司匹林产品 0.1 g,加 1 mL 乙醇溶解后,加冷水适量,制成 50 mL 溶液。立即加入 1 mL 新配制的稀硫酸铁铵溶液,摇匀,30 秒内显色,与对照液比较,不得更深(0.1%)。

【注解】

[1] 如果有水,易使乙酸酐水解,此反应开始时,反应瓶应经过干燥处理,药品水杨酸也要事先经过干燥处理。

[2] 由于分子内氢键的作用,水杨酸与乙酸酐直接反应需在 150～160 ℃才能生成乙酰水杨酸。加入硫酸的目的主要是破坏氢键的存在,使反应在较低的温度下(90 ℃)就可以进行,而且可以大大减少副产物,因此实验中要注意控制好温度。

[3]阿司匹林粗产品杂质主要是水杨酸(因此若结晶不纯,则加入 $FeCl_3$ 时溶液显紫堇色),可用乙醇—水,或 1∶1(体积比)的稀盐酸,或苯和石油醚(30～60 ℃)的混合溶剂进行重结晶。

【思考题】

1. 向反应液中加入少量浓硫酸的目的是什么?是否可以不加?为什么?

2. 本实验反应可能发生那些副反应?产生哪些副产物?

3. 阿司匹林精制选择溶媒依据什么原理?为何滤液要自然冷却?

实验二　对乙酰氨基酚(Paracetamol)的合成及杂质检查

【实验目的】

1. 通过本实验,掌握对乙酰氨基酚的性状、特点和化学性质。
2. 掌握酰化反应的原理和实验操作。
3. 掌握易被氧化产品的重结晶精制方法。

【背景材料】

　　对乙酰氨基酚系常用的解热镇痛药,临床上用于发热、头痛、神经痛、痛经等,解热作用与阿司匹林相似,镇痛作用较弱,无抗炎抗风湿作用。对乙酰氨基酚的国际非专有药名为 Paracetamol,化学名:4-羟基乙酰苯胺,英文化学名:4 - Acetamino phenol,又称扑热息痛、对羟基乙酰苯胺、醋氨酚等;分子式:$C_8H_9NO_2$,分子量:151.16,分子结构式:

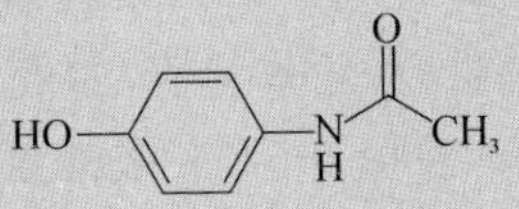

　　对乙酰氨基酚为白色结晶性粉末,无臭,味微苦,易溶于热水和乙醇,溶解于丙酮,微溶于冷水,不溶于石油醚及苯,熔点:168～172 ℃。

【实验原理】

　　对乙酰氨基酚的合成方法很多,一般由对氨基酚(简称 PAP)与乙酸或乙酸酐经选择性 N -酰化制得,或者将对羟基苯乙酮肟化后,然后用催化剂进行贝克曼重排得对乙酰氨基酚。本实验采用前一种方法,以对氨基酚为原料合成对乙酰氨基酚。

【实验试剂】

对氨基酚(11 g,0.1 mol),乙酸酐(12 mL,0.127 mol),亚硫酸氢钠,甲醇,活性炭,亚硝基铁氰化钠试液。

【实验方法】

（一）对乙酰氨基酚的合成

在集热式磁力搅拌器中,安装配有磁性搅拌子、温度计、回流冷凝管的250 mL 三口烧瓶;在三口烧瓶中加入11 g 对氨基酚和30 mL 水[1],开动搅拌,水浴加热到50 ℃;自滴液漏斗逐滴加入12 mL 乙酸酐[2],控制滴加速度在30 min 完成;升温到80 ℃,继续反应30 min;反应液冷却到室温,即有结晶析出;抽滤,冷水洗涤滤饼两次,抽干得对乙酰氨基酚粗品。

将粗品移至250 mL 烧瓶中,加入适量水(每克粗品约5 mL 水),电热套加热使溶解;稍冷后加入1%～2%活性炭,回流15 min;在抽滤瓶中先加入0.5 g 亚硫酸氢钠[3],趁热抽滤,滤液趁热转移至100 mL 烧杯中;放冷析晶,抽滤,滤饼以少量0.5%亚硫酸氢钠溶液分2次洗涤,抽干得对乙酰氨基酚产品,干燥后计算产量和产率。对乙酰氨基酚红外图谱参见图3-2。

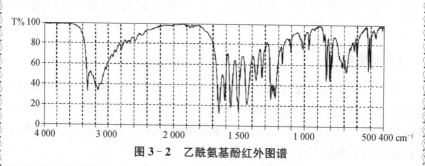

图3-2　乙酰氨基酚红外图谱

（二）对乙酰氨基酚产品中对氨基酚的检查[4]

取对乙酰氨基酚 1.0 g 置于纳氏比色管中，加甲醇溶液（1→2）20 mL溶解后，加碱性亚硝基铁氰化钠试液 1 mL，摇匀，放置 30 min；如显色，与对乙酰氨基酚对照品 1.0 g 加对氨基酚 50 μg 用同一方法制成的对照液比较，不得更深（0.005%）。检查结果如不显色，与对照液的比较可省略。

【注解】

[1] 用作原料的对氨基酚应为白色或淡黄色颗粒状结晶。

[2] 酰化反应中加水 30 mL，有水存在，乙酸酐可选择性地酰化氨基而不与羟基反应，若以醋酸代替，则难以控制，反应时间长且产品质量差。

[3] 亚硫酸氢钠为抗氧剂，但浓度不宜太高。

[4] 对氨基酚是对乙酰胺基酚合成中乙酰化反应不完全而引入的，也可能是因贮存不当使产品部分水解而产生的，是对乙酰氨基酚中的特殊杂质。对氨基酚毒性较大，能进一步被氧化产生有色的氧化物质溶解在乙醇中呈橙红色或棕色。

【思考题】

1. 本实验除乙酸酐外，还可用何种物质作为酰化试剂？

2. 为什么本实验中主要得到氨基的酰化产物而不是羟基的酰化产物？

3. 用乙酸酐做酰化试剂与醋酸做酰化试剂的区别？反应中有什么副反应发生？

4. 对乙酰氨基酚产品中可能存在哪些杂质？

实验三　贝诺酯(Benorilate)的合成

【实验目的】

1. 通过本实验了解酯化反应在药物化学结构修饰中的应用。
2. 通过乙酰水杨酰氯的制备,掌握无水操作的技能。
3. 通过本实验了解前药原理(拼合原理)在药物化学中的应用。

【背景材料】

> 贝诺酯为一种新型解热镇痛抗炎药,是由阿司匹林和扑热息痛通过拼合原理设计并合成的,它既保留了原药的解热镇痛功能,又减小了原药的毒副作用,在治疗上有协同作用。适用于急、慢性风湿性关节炎,风湿痛,感冒发烧,头痛及神经痛等。
>
> 贝诺酯化学名:2-(乙酰氧基)苯甲酸-4-(乙酰氨基)苯酯,英文名:2-(Acetyloxy)benzoic acid-4-(acetylamino) phenyl ester;又名扑炎痛、百乐来、苯乐来、对乙酰氨基酚、乙酰水杨酸酯等。分子式:$C_{17}H_{15}NO_5$,分子量:313.31,分子结构式:
>
>
> 本品为白色结晶粉末,无臭无味。不溶于水,微溶于乙醇,溶于氯仿、丙酮。熔点:177~181 ℃。

【实验原理】

贝诺酯就是阿司匹林的羧基与扑热息痛的羟基发生酯化反应得到的。首先,阿司匹林与二氯亚砜在少量吡啶催化下进行羧羟基的卤置换反应,生成2-乙酰氧基苯甲酰氯:

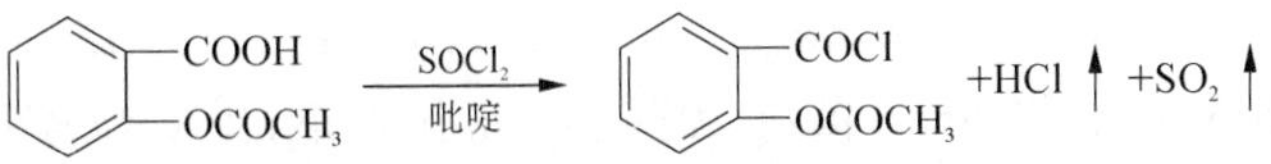

对乙酰氨基酚在氢氧化钠作用下生成钠盐,再与 2-乙酰氧基苯甲酰氯进行酰基化反应,生成贝诺酯。

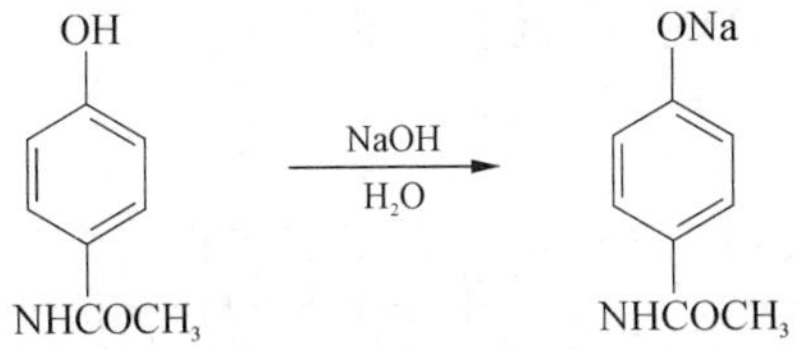

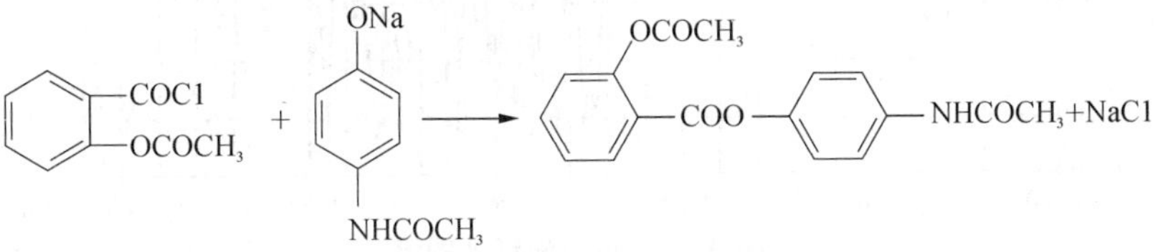

【实验试剂】

阿司匹林(9 g,0.050 mol),氯化亚砜(5 mL,0.059 mol),无水丙酮(6 mL,0.081 mol),吡啶,扑热息痛(8.6 g,0.057 mol),氢氧化钠,盐酸,95％乙醇。

【实验方法】

（一）2-乙酰氧基苯甲酰氯的合成步骤

在装有搅拌棒,回流冷凝器(上端附有氯化钙干燥管和排气导管,导管末端接入尾气吸收液中)及温度计的 100 mL 三口瓶中[1],加入阿司匹林 9 g,氯化亚砜 5 mL[2,3],开动搅拌,滴入吡啶 1 滴[4],开始缓慢加热,约 50 min 升温至 75 ℃,维持 70～75 ℃,搅拌至无气体逸出(约 2～3 h),反应完毕改成减压蒸馏装置,用水泵减压蒸除过量的氯化亚砜(防止倒吸)[5]。冷却,得乙酰水杨酰氯,加入无水丙酮 6 mL,将反应液倾入干燥的 100 mL 滴液漏斗中,混匀,密闭备用。

（二）贝诺酯的合成步骤

另在装有搅拌,滴液漏斗,温度计的 100 mL 三口瓶中,加入对乙酰氨基酚 8.6 g,水 50 mL,保持 10～15 ℃,搅拌下,缓慢加氢氧化钠液 18 mL(3.3 g 氢氧化钠加水至 18 mL),保持温度 8～12 ℃,缓慢滴加上述乙酰水杨酰氯无水丙酮液(约 20 min 滴毕),用 10%盐酸调 pH=9～10,于 20～25 ℃搅拌 1.5～2 h,反应完毕,抽滤水洗至中性,烘干,得粗品,以 1∶8 的 95%乙醇精制,约得精品 5～7 g,计算产率。贝诺酯红外图谱参见图 3－3。

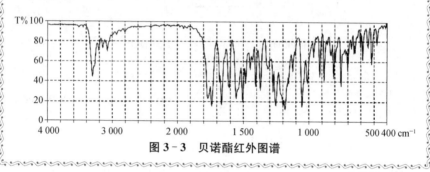

图 3－3　贝诺酯红外图谱

【注解】

　　[1] 酰氯化反应,所用仪器必须干燥,反应瓶内温以 65 ℃左右为佳,外浴温度可控制在 70～75 ℃,温度不宜超过 80 ℃。另外用 20 g NaOH 和 300 mL 水配制成 NaOH 溶液,作为尾气吸收装置。

　　[2] 为了便于搅拌观察内温,使反应更趋于完全,可适当增加氯化亚砜量至 6～7 mL。氯化亚砜有强刺激性气味,能灼伤皮肤,对黏膜有刺激。操作时须穿戴好防护用品,若溅到皮肤上,立即用大量清水冲洗。向阿司匹林中滴加二氯亚砜要戴手套,采用注射器插入胶塞滴入。

　　[3] 氯化亚砜是由羧酸制备酰氯最常用的氯化试剂,不仅价格便宜而且沸点低,生成的副产物均为挥发性气体,故所得酰氯产品易于纯化。氯化亚砜遇水可分解为二氧化硫和氯化氢,因此所用仪器均需干燥;加热时不能用水浴。反应用阿司匹林需事先干燥处理。

　　[4] 吡啶仅起催化作用,不得过多,否则影响产品质量和产量,制得的酰氯不应久置。

[5] 减压蒸馏装置采用循环水冷却,这是为了将氯化亚砜有效地排出去,防止使用静止水时氯化亚砜浓度过于集中而对人造成伤害。

【思考题】

1. 用羧酸制备酰氯常用哪些方法?

2. 由羧酸和氯化亚砜制备酰氯时,为什么要加入少量的吡啶? 吡啶的量加多了会出现什么问题? 为什么?

3. 氯化亚砜用量大小对反应有何影响?

实验四 磺胺醋酰钠(Sulfacetamide Sodium)的合成

【实验目的】

1. 通过磺胺醋酰钠的合成,了解用控制 pH、温度等反应条件的方法及利用理化性质达到分离提纯产品的方法,熟悉乙酰化反应的基本原理。

2. 通过本实验,加深对磺胺类药物一般理化性质的认识,并根据临床需要对药物结构进行必要的修饰。

3. 了解磺胺类药物的结构特点及理化性质。

【背景材料】

磺胺醋酰钠为抗感染药,临床上主要用于细菌性表浅性结膜炎、角膜炎、睑腺炎、眼睑炎等眼部感染。化学名:N-[(4-氨基苯基)磺酰基]-乙酰胺钠盐一水合物,别名:磺胺乙酰钠,磺醋酰胺钠,SA-Na 等,分子式为 $C_8H_9N_2NaO_3S \cdot H_2O$,分子量:254.24,分子结构式:

$$H_2N-\!\!\!\!\bigcirc\!\!\!\!-SO_2NCOCH_3 \cdot H_2O$$
$$\overset{Na}{}$$

本品为白色或淡黄色结晶性粉末,无臭、味微苦,遇光渐变暗色。易溶于水,微溶于乙醇,略溶于丙酮,不溶于氯仿、乙醚。熔点:182~184 ℃。

【实验原理】

本品的合成以磺胺为原料,乙酸酐为酰化剂,在 pH=12~14 的碱性液中进行选择性酰化来制备磺胺醋酰;精制得磺胺醋酰后,用氢氧化钠与其成盐来制备磺胺醋酰钠。

1. 乙酰化反应(磺胺醋酰的制备)

$$H_2N-\text{对位苯环}-S(=O)_2-NH_2 + (CH_3CO)_2O \xrightarrow{NaOH} H_2N-\text{对位苯环}-S(=O)_2-N(COCH_3)(Na)$$

$$\xrightarrow{H^+} H_2N-\text{对位苯环}-S(=O)_2-NHCOCH_3$$

2. 成盐反应(磺胺醋酰钠的制备)

$$H_2N-\text{对位苯环}-S(=O)_2-NHCOCH_3 \xrightarrow[pH=7\sim8]{NaOH} H_2N-\text{对位苯环}-S(=O)_2-N(COCH_3)(Na)$$

【实验试剂】

磺胺(17.2 g,0.100 mol),乙酸酐,氢氧化钠液,浓盐酸,活性炭。

【实验方法】

(一) 磺胺醋酰(SA)的制备

在装有搅拌子、温度计的 100 mL 三口瓶中投入 17.2 g 磺胺及 22.5%的氢氧化钠溶液 20 mL,开动电磁搅拌并加热至 50 ℃左右。待物料溶解后滴加乙酸酐 3.6 mL 和 43.5%的氢氧化钠溶液 2.5 mL。随后,每隔 5 min 将剩余量的乙酸酐和氢氧化钠溶液分次交替加入,每次各 2 mL(因为放热,加乙酸酐时,用滴加法,以控制温度不超过 55 ℃为宜,2 mL NaOH 溶液可一次加入,但下次乙酸酐必须等 5 min 后再加)[1~2]。加料毕,继续保温搅拌反应 30 min。反应毕将反应液倾入 150 mL 烧杯中,加 20 mL 常水稀释,用浓盐酸调 pH=7,于水浴中放置 1~2 h,冷却析出固体。抽滤除去固体,滤液用浓盐酸调 pH 至 4~5,滤取沉淀,压干。用 3 倍量 10%的盐酸溶解混合物,放置 30 min 使溶解完全,抽滤除去不溶物,滤液加少量活性炭室温脱色过滤,用 43.5%氢氧化钠溶液调 pH 至 5,析出磺胺醋酰,滤干,干燥得精品 12.5 g,收率为 58.4%,熔点:179~184 ℃,如产品熔点不合格,可用水(1∶15)重结晶。

（二）磺胺醋酰钠的制备

将 12.5 g 磺胺醋酰投入 50 mL 烧杯中，加 3～5 滴蒸馏水于水浴上加热至 90 ℃，滴加 22.5％氢氧化钠溶液至恰好溶解[3]，pH＝7～8，趁热抽滤[4]，滤液转至烧杯中冷冻析出结晶，抽滤，干燥，得磺胺醋酰钠约 11 g，计算产率。红外图谱参见图 3－4。

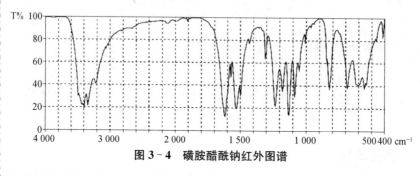

图 3－4　磺胺醋酰钠红外图谱

【注解】

[1] 在反应过程中交替加料很重要，以使反应液始终保持一定的 pH(pH＝11～12)。

[2] 按实验步骤严格控制每步反应的 pH，以利于除去杂质。

[3] 将磺胺醋酰制成钠盐时，应严格控制 22.5％ NaOH 溶液的用量。因磺胺醋酰钠水溶性大，由磺胺醋酰制备其钠盐时若 22.5％ NaOH 溶液的量多，则损失很大。必要时可加少量丙酮，使磺胺醋酰钠析出。

[4] 产品过滤时，严禁用水洗涤产品，因所得产品为钠盐，在水中有较大的溶解度。

【思考题】

1. 磺胺类药物有哪些性质？

2. 酰化液处理过程中，pH＝7 时析出的固体是什么？ pH＝5 时析出的固体是什么？ 在 10％的盐酸中不溶物是什么？ 为什么？ 试设计一个图案来说明它们的分离过程。

3. 反应过程中碱性过强,其结果是磺胺较多,磺胺醋酰次之,磺胺双醋酰较少;碱性过弱,其结果是磺胺双醋酰较多,磺胺醋酰次之,磺胺较少,为什么?

实验五　美沙拉秦(Mesalazine)的合成

【实验目的】

1. 熟悉硝化、还原反应的基本原理。
2. 了解美沙拉秦理化性质。
3. 掌握美沙拉秦合成的基本操作技能。

【背景材料】

美沙拉秦为抗溃疡药,通过作用于肠道炎症黏膜,对肠道壁炎症起显著的消炎作用,对发炎的肠壁结缔组织效果尤佳。

美沙拉秦化学名:2-羟基-5-氨基苯甲酸,英文名:5-Amino-2-hydroxy-benzoic acid,又名:美沙拉嗪、马沙拉嗪、氨水杨酸、5-氨基-2-羟基苯甲酸等,分子式:$C_7H_7NO_3$,分子量:153.14,分子结构式:

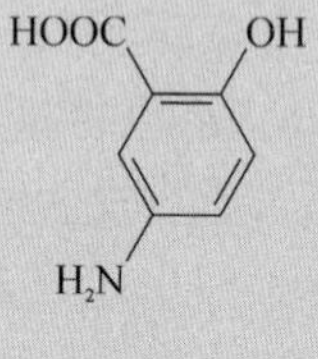

$$\text{HOOC} \quad \text{OH}$$
$$\text{H}_2\text{N}$$

本品为灰白色结晶或结晶状粉末,无臭、无味,遇光色渐变深。微溶于冷水、乙醇,易溶于热水,稀盐酸。熔点:275~280 ℃。

【实验原理】

美沙拉秦的传统合成方法是以水杨酸为原料,经混酸硝化反应后制得5-硝基-2-羟基苯甲酸,继续用铁粉或锌粉还原硝基得到美沙拉秦,合成路线如下:

【实验试剂】

水杨酸(13.8 g,0.101 mol),冰醋酸(3 mL,0.052 mol),65%硝酸,浓硫酸,铁粉,锌粉,保险粉,40%氢氧化钠,浓盐酸,活性炭,氨水。

【实验方法】

(一)5-硝基-2-羟基苯甲酸的制备(硝化反应)

在反应烧瓶中加入 13.8 g 水杨酸,35 mL 水,3 mL 冰醋酸,加热搅拌,70 ℃下缓缓滴加预先已配好并用冰水浴冷却的混酸(15 mL 65%硝酸,3 mL 浓硫酸),控制温度在 70~80 ℃,保温反应 1 h[1]。停止反应,将反应液倒入 150 mL 冰水中,放置 1 h 后抽滤,用冰水洗滤饼;再将滤饼用 150 mL 水,加热至沸腾使全部溶解,趁热抽滤,滤液充分冷却析出固体,抽滤得淡黄色的 5-硝基水杨酸,得约 12 g(65%),熔点:227~230 ℃。

(二)美沙拉秦的合成(还原反应)

在反应瓶中加入 50 mL 水,升温至 60 ℃,加 6 mL 浓盐酸,4 g 活化后铁粉[2],加热至沸腾;交替加入 8 g 5-硝基-2-羟基苯甲酸(分 4 次加入),锌粉和铁粉(3 g 铁粉和 3 g 锌粉,各分 2 次交替加入),每次间隔 5 min[3]。加毕,保温反应 1 h。结束后加入 10 mL 水,降温至 70 ℃,用 40%氢氧化钠溶液调节 pH=10,抽滤,水洗,合并滤液和洗液,搅拌下加入 1.5 g 保险粉,抽滤,滤液用 40%硫酸调节 pH=2~3,抽滤,干燥得到粗品约 5 g(75%)。

向粗品中入 80 mL 水，3.5 mL 浓盐酸，加热全溶后加入少量的活性炭，微沸 5 min，趁热抽滤，冷却，滤液用氨水调至 pH＝2～3，析出固体，过滤，少量冷水洗涤，干燥，得美沙拉秦精品约 4 g，计算产率。美沙拉秦红外图谱参见图 3-5。

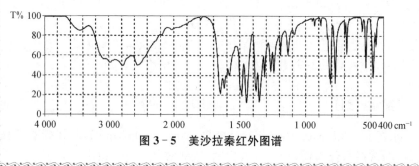

图 3-5　美沙拉秦红外图谱

【注解】

[1] 硝化反应是放热反应，滴加硝酸时，滴加的速度要尽可能慢，同时以保持反应温度在 70～80 ℃ 为宜。如若发生硝化反应温度过高，实验会有大量红棕色二氧化氮气体产生。

[2] 铁粉活化的方法：将铁粉 15 g，加水 100 mL，置 150 mL 蒸发皿中，加浓盐酸 0.4 mL，煮沸，用水以倾泻法洗涤至中性，置水中待用。

[3] 采用锌粉和铁粉混合交替还原的办法，减少了铁粉用量，后处理比单独用铁粉较为容易。

【思考题】

1. 写出硝化反应的机理。

2. 试述铁粉活化的目的。

3. 加入保险粉的作用是什么？

4. 如何除去美沙拉秦产品中的 5-硝基-2-羟基苯甲酸？

实验六 盐酸普鲁卡因（Procaine Hydrochloride）的合成

【实验目的】

1. 通过局部麻醉药盐酸普鲁卡因的合成，学习酯化、还原等单元反应。
2. 掌握利用水和二甲苯共沸脱水的原理和分水器的作用及操作方法。
3. 掌握水溶性大的盐类用盐析法进行分离及精制的方法。

【背景材料】

盐酸普鲁卡因为局部麻醉药，作用强，毒性低。临床上常用其盐酸盐做成针剂使用，它是应用较广的一种局部麻醉药，主要用于浸润、脊椎及传导麻醉。化学名：4-氨基苯甲酸-2-(二乙氨基)乙酯盐酸盐，英文名：[4-Aminobenzoic acid-2-(diethylamino)ethylester hydrochlorode]，又名奴佛卡因(Novocain)。普鲁卡因含苯甲酸酯、芳伯胺基、叔胺结构，分子式：$C_{13}H_{20}N_2O_2 \cdot HCl$，分子量：272.77，分子结构式：

$$H_2N-\underset{}{\bigcirc}-COCH_2CH_2N(C_2H_5)_2 \cdot HCl$$

本品为白色细微针状结晶或结晶性粉末，无臭、味微苦而麻。易溶于水，微溶于乙醇、氯仿，不溶于乙醚。熔点：154～157 ℃。

【实验原理】

本实验以对硝基苯甲酸为原料，采用水和二甲苯共沸脱水的方法进行酯化操作，再加入铁粉将硝基还原为氨基，最后多次调节溶液 pH 以成盐得到盐酸普鲁卡因，反应式如下：

1. 酯化反应（对硝基苯甲酸-β-二乙胺基乙醇的制备）

$$O_2N-\!\!\!\bigcirc\!\!\!-COOH \xrightarrow{HOCH_2CH_2N(C_2H_5)_2} O_2N-\!\!\!\bigcirc\!\!\!-COCH_2CH_2N(C_2H_5)_2\cdot HCl$$

2. 还原反应（对-氨基苯甲酸-β-二乙胺基乙醇酯的制备）

$$O_2N-\!\!\!\bigcirc\!\!\!-COOH \xrightarrow{Fe/HCl} H_2N-\!\!\!\bigcirc\!\!\!-COCH_2CH_2N(C_2H_5)_2\cdot HCl$$

3. 精制成盐（盐酸普鲁卡因的制备）

$$\underset{NH_2}{\underset{\big|}{\bigcirc}}\overset{COOCH_2CH_2N(C_2H_5)_2HCl}{} \xrightarrow{NaOH} \underset{NH_2}{\underset{\big|}{\bigcirc}}\overset{COOCH_2CH_2N(C_2H_5)_2}{} \xrightarrow{HCl} \underset{NH_2}{\underset{\big|}{\bigcirc}}\overset{COOCH_2CH_2N(C_2H_5)_2\cdot HCl}{}$$

【实验试剂】

对硝基苯甲酸(20 g,0.120 mol),β-二乙胺基乙醇(14.7 g,0.125 mol),二甲苯(150 mL,1.215 mol),盐酸,20%氢氧化钠溶液,铁粉,饱和硫化钠溶液,活性炭,无水乙醇,保险粉,冷乙醇。

【实验方法】

（一）对硝基苯甲酸-β-二乙胺基乙醇（俗称硝基卡因）的制备（酯化）

在装有搅拌子、温度计、分水器及回流冷凝器的 500 mL 三口瓶中,投入对-硝基苯甲酸20 g,β-二乙胺基乙醇14.7 g,二甲苯[1]150 mL,加热至回流(注意控制温度,内温约为 145 ℃),共沸带水 6 h[2]。停止加热,稍冷,将反应液倒入 250 mL 锥形瓶中,放置冷却(过夜),析出固体。将上清液用倾泻法转移至减压蒸馏烧瓶中[3],水泵减压蒸除二甲苯,残留物以 3%盐酸 180 mL 溶解,并与锥形瓶中的固体合并,过滤,除去未反应的对硝基苯甲酸[4],滤液(含硝基卡因)备用。

【注解 1】

[1] 羧酸和醇之间进行的酯化反应是一个可逆反应。反应达到平衡时，生成酯的量比较少（约 65.2%），为使平衡向右移动，需向反应体系中不断加入反应原料或不断除去生成物。本反应利用二甲苯和水形成共沸混合物的原理，将生成的水不断除去，从而打破平衡，使酯化反应趋于完全。由于水的存在对反应产生不利的影响，故实验中使用的药品和仪器应事先干燥。

[2] 考虑到教学实验的需要和可能，将分水反应时间定 6 h，若延长反应时间，收率尚可提高。

[3] 也可不经过放冷，直接蒸去二甲苯，但蒸馏至后期，固体增多，毛细管堵塞操作不方便。

[4] 对硝基苯甲酸应除尽，否则影响产品质量。

（二）对氨基苯甲酸-β-二乙胺基乙醇酯的制备（还原）

将上步得到的滤液转移至装有搅拌棒、温度计的 500 mL 三口瓶中，搅拌下用 20%氢氧化钠调 pH＝4.0～4.2。充分搅拌下，于 25 ℃分次[1]加入经活化的铁粉[2]，约 0.5 h 加毕，反应温度自动上升，注意控制温度不超过 70 ℃（必要时可冷却），待铁粉加毕，于 40～45 ℃保温反应 2 h 至溶液转变成棕黑色。抽滤，滤渣以少量水洗涤两次（每次 10 mL），滤液以稀盐酸酸化至 pH＝5。滴加饱和硫化钠溶液调 pH＝7.8～8.0，沉淀反应液中的铁盐，抽滤，以少量水洗涤滤渣两次，滤液用稀盐酸（10%）酸化至 pH＝6。加少量（一匙）活性炭[3]，于 50～60 ℃保温反应 10 min，抽滤，滤渣用少量水洗涤一次，将滤液用冰水浴冷却至 10 ℃以下，用 20%氢氧化钠溶液碱化至普鲁卡因全部析出(pH＝9.5～10.5)，过滤，得普鲁卡因，备用。

【注解 2】

[1] 还原反应是放热反应，铁粉必须分次加入，以免反应剧烈，加完

后,温度自然上升,保持在 45 ℃ 左右为宜,并注意反应颜色的变化(绿—棕—黑),若不转变成棕黑色,则表示反应尚未完全。可补加适量活化铁粉,继续反应一段时间。

[2] 铁粉活化的目的是除去其表面的铁锈,方法是:取铁粉 35 g,加水 100 mL,浓盐酸 0.6 mL,加热至微沸,用水倾泻法洗至近中性,置水中保存待用。

[3] 除铁时,因溶液中有过量的硫化钠存在,加酸后可使其形成胶体硫,加活性炭后过滤,便可使其除去。

(三) 盐酸普鲁卡因的制备(成盐与精制)

将上步制得的普鲁卡因置于烧杯中[1],慢慢加入无水乙醇至饱和。抽滤,滤液中滴加浓盐酸至 pH=5.5[2],有大量的沉淀析出,冷却结晶,抽滤,即得盐酸普鲁卡因粗品。

将粗品置干燥烧杯中,滴加蒸馏水至维持在 70 ℃ 时恰好溶解(按 1:1.5 倍左右加水)。加入适量的保险粉[3],于 70 ℃ 保温反应 10 min,趁热过滤,滤液自然冷却,当有结晶析出时,外用冰水浴冷却,使结晶析出完全。过滤,滤饼用少量冷乙醇洗涤两次,干燥,得盐酸普鲁卡因,以对硝基苯甲酸计算总收率。盐酸普鲁卡因红外图谱参见图 3-6。

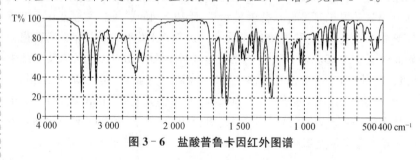

图 3-6 盐酸普鲁卡因红外图谱

【注解 3】

[1] 盐酸普鲁卡因水溶性很大,所用仪器必须干燥,用水量需严格

控制,否则影响收率。

　　[2] 严格掌握 pH＝5.5,以免芳胺基成盐。

　　[3] 保险粉为强还原剂,可防止芳胺基氧化,同时可除去有色杂质,以保证产品色泽洁白,若用量过多,则成品含硫量不合格。

【思考题】

　　1. 在盐酸普鲁卡因的制备中,为何用对硝基苯甲酸为原料先酯化,然后再进行还原? 能否反之,先还原后酯化,即用对硝基苯甲酸为原料进行酯化? 为什么?

　　2. 酯化反应中,为何加入二甲苯做溶剂?

　　3. 酯化反应结束后,放冷除去的固体是什么? 为什么要除去?

　　4. 在铁粉还原过程中,为什么会发生颜色变化? 说出其反应机制。

　　5. 还原反应结束,为什么要加入硫化钠?

　　6. 在盐酸普鲁卡因成盐和精制时,为什么要加入保险粉? 解释其原理。

实验七　羟甲香豆素(Hymercromone)的合成

【实验目的】

1. 熟悉香豆素的合成原理。
2. 熟悉羟甲香豆素的相关理化性质。
3. 掌握羟甲香豆素的合成方法与重结晶的操作方法。

【背景材料】

羟甲香豆素主要作为一种新的利胆药,它对消化道平滑肌尤其对胆道的奥狄括约肌有强力镇痉作用,能缓慢地促进胆汁的持续分泌,使胆汁能顺利地流通,适用于胆囊炎、胆道感染、胆石症、胆囊术后综合症。化学名:4-甲基-7-羟基-$2H$-1-苯并吡喃-2-酮,英文名:7-hydroxy-4-methyl-2H-chromen-2-one,又名:胆通、4-甲基伞形酮、7-羟基-4-甲基香豆素(7-hydroxy-4-methylcoumarin)。分子式:$C_{10}H_8O_3$,分子量:176.17,分子结构式:

本品为白色至类白色的结晶性粉末,无臭、无味。在甲醇、乙醇或丙醇中略溶,在水中不溶,在氢氧化钠溶液中易溶。熔点:188~192 ℃。

【实验原理】

羟甲香豆素的合成反应主要方法有 Perkin 反应法、Knoevenagal 法、Reformatsky 反应法、Witcig 反应法及 Pechmann 反应法等。其中,Pechmann 反应法因其所采用的原料价格低廉,合成效率高,是羟甲香豆素最常用的合成方法。本实验以间苯二酚为原料,在磷酸催化下与乙酰乙酸

乙酯发生 Pechmann 反应,经过吡喃酮环化制得羟甲香豆素,合成反应式如下:

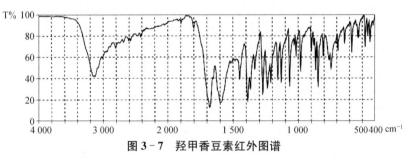

【实验试剂】

间苯二酚(22 g,0.200 mol),乙酰乙酸乙酯(27 mL,0.213 mol),85%磷酸,乙醇。

【实验方法】

在装有搅拌及回流装置的 500 mL 圆底瓶中,加入间苯二酚 22 g,乙酰乙酸乙酯 27 mL,85%磷酸 108 mL。水浴中加热,保持温度在 75 ℃ 反应 4 h。反应毕,倒入 500 mL 的烧杯中,加入 300 mL 水,搅拌,放置冷却待沉淀完全,然后进行抽滤[1],再用水洗涤至滤液为中性即可。取 2 g 粗产品,用 20 mL 的乙醇:水(3:2)溶液重结晶[2],得白色产品。干燥,称重,计算收率。羟甲香豆素红外图谱参见图3-7。

图 3-7 羟甲香豆素红外图谱

【注解】

[1] 可以放置在冰水浴中冷却来加速沉淀过程,以提高产率。

[2] 为了使粗产品固体快速溶解,可以先加入 12 mL 乙醇,加热使其溶解,然后趁热加入 8 mL 水,再冷却即可析出晶体。

【思考题】

1. 借鉴本实验方法,应该如何合成香豆素衍生物?
2. 反应中,浓磷酸的作用是什么?
3. 试述 Phechmann 法制备香豆素的反应机理?

实验八 苯妥英钠（Phenytoin Sodium）的合成

【实验目的】

1. 熟悉苯妥英钠的合成方法及理化性质。
2. 掌握维生素 B_1 催化安息香缩合反应的实验方法。
3. 了解二苯羟乙酸重排反应机理。
4. 了解羟基氧化为酮的实验方法。

【背景材料】

苯妥英钠为抗癫痫药，适于治疗癫痫大发作，也可用于三叉神经痛，及某些类型的心律不齐。化学名：5,5-二苯基乙内酰脲钠，英文名：Sodium 5,5-diphenyl hydantoinate，又名大伦丁钠（Dilantin sodium）。分子式：$C_{15}H_{11}N_2NaO_2$；分子量：274.25，分子结构式：

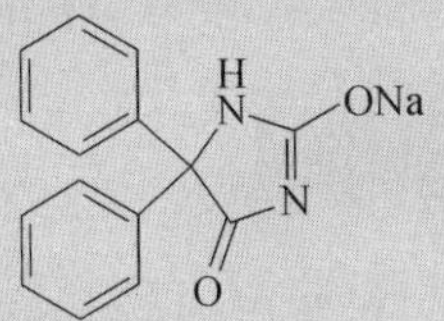

本品为白色粉末，无嗅、味苦。微有吸湿性，在空气中渐渐吸收二氧化碳析出苯妥英。本品在水中易溶，水溶液呈碱性反应，溶液常因一部分被水解而变浑浊；能溶于乙醇，几乎不溶于乙醚和氯仿。

【实验原理】

苯妥英钠的合成路线通常以苯甲醛为起始原料，在维生素 B_1 的催化下进行安息香缩合得到安息香，然后用三价铁把安息香氧化成二苯基乙二酮，最后在氢氧化钠的存在下，二苯基乙二酮与尿素反应得到苯妥英钠。反应条件温和，收率较高，且无毒性。

1. 安息香缩合反应(安息香的制备)

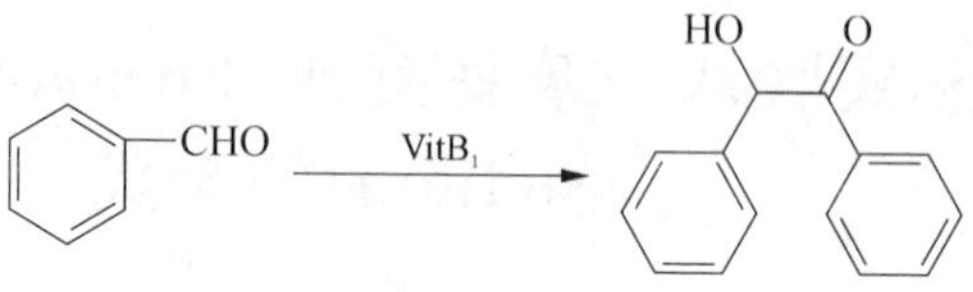

2. 氧化反应(二苯乙二酮的制备)

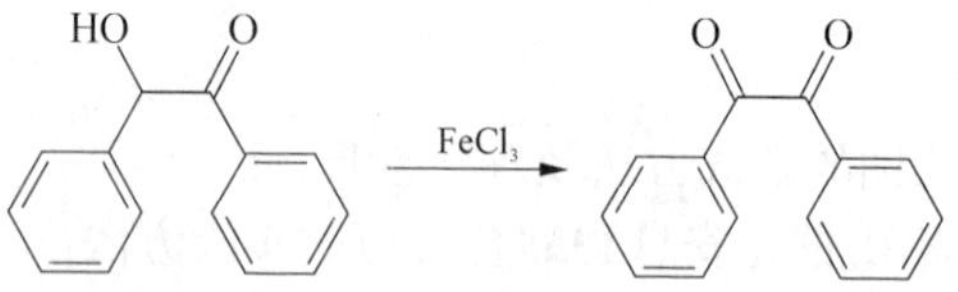

3. 二苯羟乙酸重排及缩合反应(苯妥英的制备)

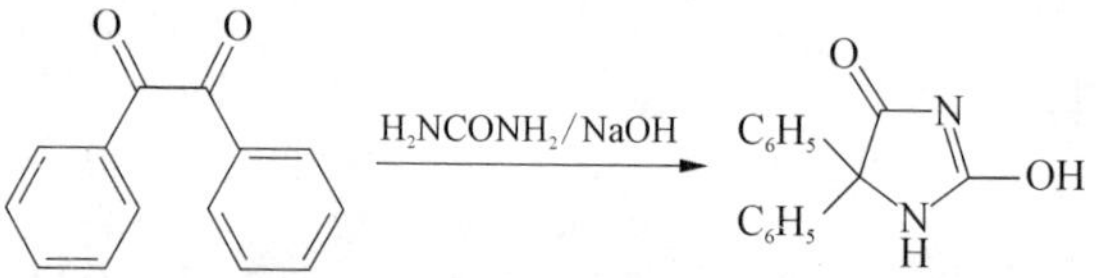

4. 成盐反应(苯妥英钠的制备)

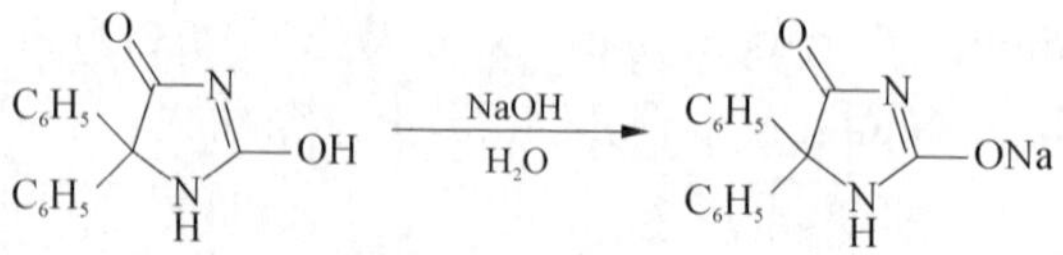

【实验试剂】

盐酸硫胺(3.5 g,0.03 mol),苯甲醛(20 mL,0.2 mol),氢氧化钠溶液,95%乙醇,冰乙酸,六水合三氯化铁(18.0 g,0.7 mol),尿素(1.5 g,0.03 mol),醋酸钠(1 g,0.01 mol),15%盐酸,活性炭,氯化钠。

【实验方法】

（一）安息香的制备

在 100 mL 三口瓶中加入 3.5 g 盐酸硫胺(维生素 B₁)和 8 mL 水,溶解后加入 95%乙醇 30 mL。搅拌下用恒压滴液漏斗滴加 2 mol/L NaOH 溶液 10 mL,调整反应液的 pH=8~9[1]。再取新蒸苯甲醛20 mL,

加入上述反应瓶中。水浴加热至 70 ℃ 反应 1.5 h[2~3]。冷却,抽滤,用少量冷水洗涤。干燥后得粗品,测定熔点,计算收率。熔点:136～137 ℃。

(二) 二苯乙二酮(联苯甲酰)的制备

在圆底烧瓶中加入 18 mL 冰乙酸、8 mL 水、18.0 g 六水合三氯化铁[4],装上回流管,加热至沸腾,5 min 后再加入自制的安息香 3.7 g,搅拌下回流反应 1 h。将反应液冷却至室温后倒入 20 mL 的冰水中,冰水浴搅拌冷却,此时即有二苯基乙二酮析出。抽滤并用冷水充分洗涤,干燥,称重。可用乙醇重结晶(1:25),熔点:94～96 ℃。

(三) 苯妥英的制备

在装有搅拌棒及球形冷凝管的 250 mL 圆底瓶中,投入二苯乙二酮 2 g,尿素 1.5 g,20% NaOH 溶液 6 mL,95% 乙醇 10 mL,开动搅拌,加热回流反应 120 min。反应完毕,反应液倾入 100 mL 水中,加入 1 g 醋酸钠,搅拌后放置 1.5 h,抽滤。滤除黄色二苯乙炔二脲沉淀。滤液用 15% 盐酸调至 pH＝6,放置析出结晶,抽滤,结晶用少量水洗,得白色苯妥英粗品,熔点:295～299 ℃。

(四) 苯妥英钠(成盐)的制备与精制

将上述苯妥英粗品置 100 mL 烧杯中,按粗品与水为 1:4 之比例加入水[5],水浴上温热至 40 ℃,搅拌下滴加 20% NaOH 溶液至全溶,调 pH＝11。加活性炭少许[6],在 60 ℃ 下搅拌加热 5 min,趁热抽滤,滤液加氯化钠至饱和。放冷,析出晶体,抽滤,少量冰水洗涤[7],干燥得苯妥英钠,称重,计算收率。苯妥英钠红外图谱参见图 3-8。

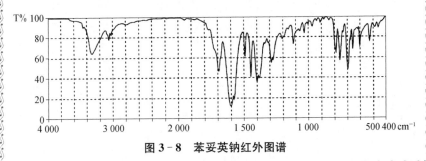

图 3-8　苯妥英钠红外图谱

【注解】

[1] 碱的浓度对反应影响很大,安息香缩合要在碱性条件下进行,pH 对反应收率影响较大。

[2] 也可采用室温放置的方法制备安息香,即将上述原料依次加入 100 mL 三角瓶中,室温放置有结晶析出,抽滤,用冷水洗涤。干燥后得粗品。测定熔点,计算收率。

[3] 合成安息香辅酶是生物催化反应,反应在 60～70 ℃水浴中,需严格控制温度,切勿加热过剧。

[4] $FeCl_3 \cdot 6H_2O$ 结块后固体很硬,称量时尽量捣碎,才能装入烧瓶中。

[5] 制备钠盐时,水量稍多,可使收率受到明显影响,要严格按比例加水。

[6] 加入活性炭脱色时,不要在沸腾时加入,这样容易爆沸导致冲料。正确方法:待溶液稍冷却,加入少量活性炭(用量为被提纯物质的1%～5%)煮沸 5～10 min 左右,热过滤,取滤液。

[7] 苯妥英钠可溶于水,洗涤时要少用溶剂,洗涤后要尽量抽干。

【思考题】

1. 制备二苯乙二酮时,还有哪些氧化剂可以使用?
2. 制备二苯乙二酮加入乙酸和水的作用分别是什么?
3. 在苯妥英的制备中,加入醋酸钠的作用是什么?
4. 安息香缩合反应的原理?

实验九 枸橼酸哌嗪(Piperazine Citrate)的合成

【实验目的】

1. 掌握哌嗪枸橼酸盐的制备方法。
2. 了解药物化学中药物成盐修饰的原理。
3. 掌握枸橼酸哌嗪的理化性质。

【背景材料】

枸橼酸哌嗪具有麻痹蛔虫肌肉的作用,其作用机制可能是哌嗪在虫体神经肌肉接头处,发挥抗胆碱作用,阻断神经冲动的传递,使虫体肌肉麻痹而不能附着在宿主肠壁,随粪便排出。临床用于肠蛔虫病及蛔虫所致的不完全性肠梗阻和胆道蛔虫病绞痛的缓解期,此外亦可用于驱除蛲虫。枸橼酸哌嗪化学名:哌嗪枸橼酸盐五水合物,又名:驱蛔灵、柠檬酸哌嗪。分子式:$(C_4H_{10}N_2)_3 \cdot 2C_6H_8O_7 \cdot 5H_2O$,分子量:732.74,分子结构式:

$$3\ HN\underset{}{\bigcirc}NH \cdot 2\ HO-\overset{\displaystyle CH_2COOH}{\underset{\displaystyle CH_2COOH}{\overset{|}{\underset{|}{C}}}}-COOH\ \cdot 5H_2O$$

本品为白黄色结晶性粉末或半透明结晶性颗粒,无臭、味酸,微有吸湿性,易溶于水(1∶1.5,20 ℃),溶于5%水溶液时 pH 为5~6。微溶于甲醇、乙醇,不溶于氯仿、乙醚、苯和石油醚。

【实验原理】

哌嗪,又名胡椒嗪、六氢吡嗪、四甲二胺等,是一种六元环胺化合物,有典型的仲胺反应,哌嗪是重要的医药中间体。将枸橼酸和六水哌嗪用水溶解,在适宜加热条件下两者成盐。反应完全后,加入乙醇析晶、过滤即得枸橼酸哌嗪。

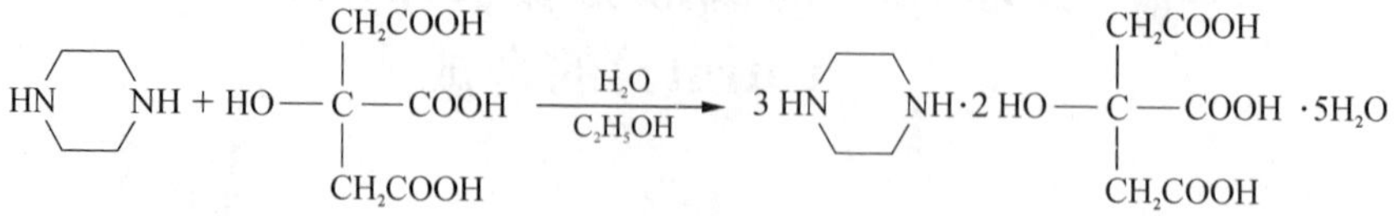

$$HN \bigcirc NH + HO-\overset{\underset{|}{CH_2COOH}}{\underset{|}{C}}-COOH \xrightarrow[C_2H_5OH]{H_2O} 3\ HN \bigcirc NH \cdot 2\ HO-\overset{\underset{|}{CH_2COOH}}{\underset{|}{C}}-COOH \cdot 5H_2O$$

【实验试剂】

枸橼酸(38.4 g,0.2 mol),六水哌嗪溶液(9.6 g,0.3 mol),无水乙醇。

【实验方法】

　　在 250 mL 三口瓶中,加入枸橼酸 38.4 g(0.2 mol),纯水 50 mL,搅拌溶解,加热搅拌条件下[1],滴入六水哌嗪溶液 9.6 g(0.3 mol)[2],继续搅拌反应 2 h,调节 pH=5.7,用活性炭脱色,于 40 ℃搅拌下加入无水乙醇,至有枸橼酸哌嗪沉淀析出,静置过夜后过滤,用乙醇洗涤,干燥得产品,测熔点,计算产率。

【注解】

　　[1] 加热温度保持在 40~60 ℃。
　　[2] 也可以使用无水哌嗪。

【思考题】

1. 哌嗪与枸橼酸成盐原理和目的是什么?
2. 增加难溶性药物的吸收,有哪些方法?

实验十　阿司匹林铝(Aspirin Aluminum)的合成

【实验目的】

1. 了解阿司匹林药物结构修饰方法。
2. 掌握减压蒸馏的基本操作。

【背景材料】

阿司匹林临床应用极为广泛,但在大剂量口服时,对胃黏膜有刺激作用,甚至引起胃出血。为克服这一缺点,常做成盐、酯和酰胺。阿司匹林铝既是其中之一,它的疗效和阿司匹林相近,但对胃黏膜刺激性较小。阿司匹林铝化学名:羟基双(乙酰水杨酸)铝,别名:乙酰水杨酸铝、单羟基铝二(乙酰基水杨酸)盐等。分子式:$C_{18}H_{15}AlO_9$,分子量:402.29,分子结构式:

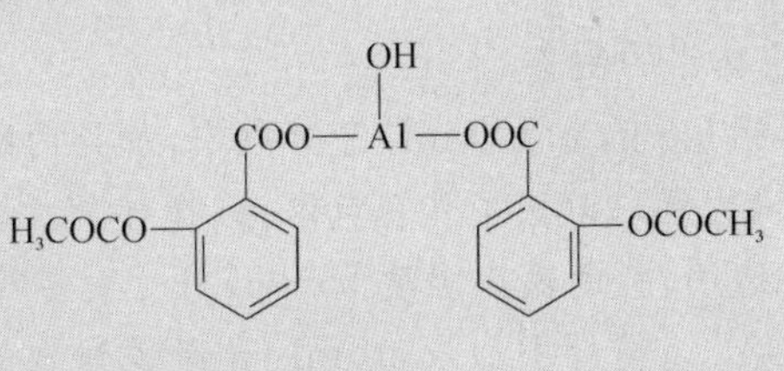

阿司匹林铝为白色或类白色粉末,几乎不溶于水和有机溶剂,溶于氢氧化碱或碳酸碱水溶液中,同时分解。

【实验原理】

阿司匹林铝的制备方法是首先制备异丙醇铝的异丙醇溶液,然后加入阿司匹林,反应完毕后,加水使产品析出,合成路线如下:

COOH
2 ⬡—OCOCH₃ →(异丙醇铝)→ H₃COCO—⬡—COO—Al—OOC—⬡—OCOCH₃
                                                    |
                                                   OH

【实验试剂】

铝片(1.8 g,0.07 mol),二氯化汞,异丙醇,四氯化碳,阿司匹林(12 g, 0.07 mol)。

【实验方法】

（一）异丙醇铝的制备

称取 1.8 g 铝片[1],剪细,置 100 mL 圆底烧瓶中,加入少许二氯化汞[2],异丙醇 20 mL,装好回流冷凝器及干燥管,油浴加热至沸腾,从冷凝器上口加入四氯化碳 2 滴,维持油浴温度 120 ℃左右,加热回流至铝片全部消失(约 1.5～2 h),溶液呈黑灰色,改为减压蒸馏装置。水泵减压回收异丙醇,然后用油泵减压蒸出异丙醇铝(142～150 ℃/25 mmHg)。得透明油状物或白色蜡状物,计算收率。

（二）阿司匹林铝的制备

称取异丙醇铝6.8 g,置 100 mL 三口瓶中,加异丙醇 14 mL,开动搅拌,加热至 45 ℃(内温),溶液呈乳白色浑浊,搅拌下加入阿司匹林12 g,几分钟后溶液呈透明,控制反应温度 55～57 ℃(不要超过 60 ℃),搅拌 30 min,冷却至 30 ℃,搅拌下加入 40 mL 异丙醇和水的混合液(37 mL 异丙醇和 3 mL 水)[3],形成大量白色沉淀,再于 30 ℃下搅拌 30 min,抽滤,用异丙醇 10 mL 洗一次,干燥得白色粉末状产品,计算收率。

【注解】

[1]铝片应剪成细丝,要剪成细长状,长短均匀,如有少量铝丝不溶,也应水泵减压蒸出异丙醇,不影响产量。

[2] 加入的二氯化汞的量以直径为 1 mm 的颗粒为宜,直径大的反而反应慢。

[3] 加入异丙醇和水的混合液进行水解反应时,由于阿司匹林分子中的乙酰氧基和铝原子呈络合状态,故在本实验条件下,乙酰基不会水解。

$$
\begin{array}{c}
\underset{\text{O}}{\overset{\text{O}}{\parallel}}\quad \text{OH}\quad \underset{\text{O}}{\overset{\text{O}}{\parallel}}\\
\text{C—O—Al—O—C}\\
\end{array}
$$

【思考题】

1. 有哪些方法可以避免阿司匹林对胃黏膜的刺激作用?
2. 试述常用药物成盐的方法及意义?

实验十一　苯妥英锌(Phenytoin – Zn)的合成

【实验目的】

1. 了解苯妥英锌的理化性质。
2. 掌握苯妥英锌制备方法。

【背景材料】

　　苯妥英锌可作为抗癫痫药,用于治疗癫痫大发作,也可用于三叉神经痛。近年来的研究表明,苯妥英有促进创面愈合的作用,而锌则是烧伤后易丢失又是创面修复的必要微元素之一,有明显促进烧伤创面愈合的作用。化学名为5,5-二苯基乙内酰脲锌,分子式:$C_{30}H_{22}N_4O_4Zn$,分子量567.90,分子结构式:

$$
\begin{array}{c}
\left[\underset{\underset{O}{\parallel}}{\overset{\displaystyle \text{NH}}{\underset{\displaystyle N}{\diagup\diagdown}}} \text{C} -\text{O} \right]_2 \text{Zn}
\end{array}
$$

　　苯妥英锌为白色粉末,微溶于水,不溶于乙醇、氯仿、乙醚。本品水溶液里显碱性反应,常因部分水解而发生浑浊,此系吸收二氧化碳而析出游离基苯妥英。熔点:222～227 ℃(分解)。

【实验原理】

　　苯妥英锌的合成方法与苯妥英钠类似,先制得苯妥英中间体,在氨水中转成可溶性铵盐后和 $ZnSO_4$ 反应制备苯妥英锌,合成路线如下:

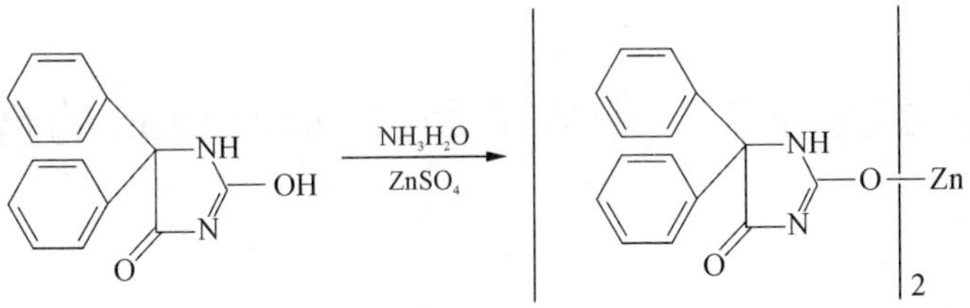

【实验试剂】

苯妥英(0.5 g,0.002 mol),氨水,$ZnSO_4 \cdot 7H_2O$(0.3 g,0.001 mol)。

【实验方法】

> 将苯妥英 0.5 g 置于 50 mL 烧杯中[1],加入氨水(15 mL $NH_3 \cdot H_2O$+10 mL H_2O),尽量使苯妥英溶解,如有不溶物抽滤除去。另取 0.3 g $ZnSO_4 \cdot 7H_2O$ 加 3 mL 水溶解,然后加到苯妥英氨水水溶液中,析出白色沉淀,抽滤,结晶用少量水洗,干燥,得苯妥英锌。称重,测分解点[2],计算收率。

【注解】

> [1] 参照本教材苯妥英钠的合成实验方法制备苯妥英。
> [2] 苯妥英锌的分解点较高,测时应注意观察。

【思考题】

1. 苯妥英钠与苯妥英锌有什么不同?

2. 为何不利用已生成的苯妥英钠,直接同硫酸锌反应制备苯妥英锌,而是把已生成的苯妥英钠制成苯妥英后,再与氨水和硫酸锌作用制备苯妥英锌?

实验十二　苯佐卡因(Benzocaine)的合成

【实验目的】

1. 通过苯佐卡因的合成,了解药物合成的基本过程。
2. 掌握氧化、酯化和还原反应的原理及基本操作。
3. 了解苯佐卡因的理化性质。

【背景材料】

苯佐卡因为局部麻药,其起效迅速,对黏膜没有渗透性,毒性低。多配成软膏、栓剂或撒布剂用于创伤、烧伤、痔核、皮肤擦裂等以止痛止痒,苯佐卡因还可以用作紫外线吸收剂,主要用于防晒类和防晒黑类化妆品,化学名:对氨基苯甲酸乙酯,又称:阿奈司台辛、氨苯甲酸乙酯等。分子式:$C_9H_{11}NO_2$,分子量 165.19,分子结构式:

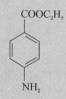

苯佐卡因为无色斜方型结晶,味微苦而麻;易溶于醇、醚、氯仿、易溶于乙醇,能溶于稀酸杏仁油、橄榄油,难溶于水。熔点:88~90 ℃。

【实验原理】

苯佐卡因的合成方法主要有:以对甲基苯胺为原料,经酰化、氧化、水解、酯化制得苯佐卡因;对硝基苯甲酸经还原、酯化得苯佐卡因;酯化与还原合并为一步进行得苯佐卡因;对硝基苯甲酸先酯化再还原得苯佐卡因。本实验选用工艺较为成熟的后一条路线,即对硝基苯甲酸在浓硫酸催化下与乙醇酯化得对硝基苯甲酸乙酯,再经铁粉还原为苯佐卡因,合成反应式如下：

$$\underset{NO_2}{\overset{CH_3}{\bigcirc}} \xrightarrow[H_2SO_4]{Na_2Cr_2O_7} \underset{NO_2}{\overset{COOH}{\bigcirc}} + Na_2SO_4 + Cr_2(SO_4)_3 + H_2O$$

$$\underset{NO_2}{\overset{COOH}{\bigcirc}} + C_2H_5OH \underset{}{\overset{H_2SO_4}{\rightleftharpoons}} \underset{NO_2}{\overset{COOC_2H_5}{\bigcirc}} + H_2O$$

$$\underset{NO_2}{\overset{COOC_2H_5}{\bigcirc}} + Fe + H_2O \longrightarrow \underset{NH_2}{\overset{COOC_2H_5}{\bigcirc}} + Fe_3O_4$$

【实验试剂】

重铬酸钠(23.6 g,0.08 mol),对硝基甲苯(8 g,0.06 mol),硫酸,氢氧化钠溶液,活性炭,无水乙醇,5%碳酸钠溶液,冰醋酸,铁粉(12.9 g,0.2 mol),乙醇,碳酸钠饱和溶液,氯化铵(0.7 g,0.01 mol),氯仿,5%盐酸。

【实验方法】

(一) 对硝基苯甲酸的制备(氧化)

在装有机械搅拌和球型冷凝器的 250 mL 三口瓶中,加入重铬酸钠(含两个结晶水)23.6 g,水 50 mL,开动搅拌,待重铬酸钠溶解后,加入对硝基甲苯 8 g,用滴液漏斗滴加 32 mL 浓硫酸。滴加完毕,加热升温,保持反应液微沸 60~90 min(反应中,球型冷凝器中可能有白色针状的对硝基甲苯析出,可适当关小冷凝水,使其熔融)。冷却后,将反应液倾入 80 mL 冷水中,抽滤。残渣用 45 mL 水分三次洗涤。将滤渣转移到烧杯中,加入 5%硫酸 35 mL,在沸水浴上加热 10 min,并不时搅拌,冷却后抽滤,滤渣溶于温热的 5%氢氧化钠溶液 70 mL 中[1],在 50 ℃左右抽滤,滤液加入活性炭 0.5 g 脱色(5～10 min),趁热抽滤。冷却,在充分搅拌下,将滤液慢慢倒入 15% 硫酸 50 mL 中,抽滤,洗涤,干燥得本品,计算收率。

（二）对硝基苯甲酸乙酯的制备(酯化)

在干燥的 100 mL 圆底瓶中加入对硝基苯甲酸 6 g[2],无水乙醇 24 mL,逐渐加入浓硫酸 2 mL,振摇使混合均匀,装上附有氯化钙干燥管的球型冷凝器,油浴加热回流 80 min(反应温度控制在 100～120 ℃);稍冷,将反应液倾入 100 mL 水中[3],抽滤;滤渣移至乳钵中,研细,加入 5% 碳酸钠溶液 10 mL(由 0.5 g 碳酸钠和 10 mL 水配成),研磨 5 min,测 pH(检查反应物是否呈碱性),抽滤,用少量水洗涤,干燥,计算收率。

（三）对氨基苯甲酸乙酯的制备(还原)

A 法:在装有搅拌棒及球型冷凝器的 250 mL 三口瓶中,加入 35 mL 水,2.5 mL 冰醋酸和已经处理过的铁粉 8.6 g[4],开动搅拌,加热至 95～98 ℃,反应 5 min,稍冷,加入对硝基苯甲酸乙酯 6 g 和 95% 乙醇 35 mL,在激烈搅拌下,回流反应 90 min。稍冷,在搅拌下,分次加入温热的碳酸钠饱和溶液(由碳酸钠 3 g 和水 30 mL 配成),搅拌片刻,立即抽滤(布氏漏斗需预热),滤液冷却后析出结晶,抽滤,产品用稀乙醇洗涤,干燥得粗品。

B 法:在装有搅拌棒及球型冷凝器的 100 mL 三口瓶中,加入水 25 mL,氯化铵 0.7 g,铁粉 4.3 g,直火加热至微沸,活化 5 min。稍冷,慢慢加入对硝基苯甲酸乙酯 5 g,充分激烈搅拌,回流反应 90 min。待反应液冷至 40 ℃ 左右,加入少量碳酸钠饱和溶液调至 pH=7～8,加入 30 mL 氯仿,搅拌 3～5 min,抽滤;用 10 mL 氯仿洗三口瓶及滤渣,抽滤,合并滤液,倾入 100 mL 分液漏斗中,静置分层,弃去水层,氯仿层用 5% 盐酸 90 mL 分三次萃取,合并萃取液(氯仿回收),用 40% 氢氧化钠溶液调至 pH=8,析出结晶,抽滤,得苯佐卡因粗品,计算收率。

（四）精制

将粗品置于装有球形冷凝器的 100 mL 圆底瓶中,加入 10～15 倍

(mL/g)50%乙醇,在水浴上加热溶解。稍冷,加活性炭脱色(活性炭用量视粗品颜色而定),加热回流 20 min,趁热抽滤(布氏漏斗、抽滤瓶应预热)。将滤液趁热转移至烧杯中,自然冷却,待结晶完全析出后,抽滤,用少量 50%乙醇洗涤两次,压干,干燥,测熔点,计算收率。苯佐卡因红外图谱参见图 3-9。

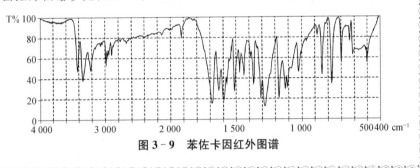

图 3-9 苯佐卡因红外图谱

【注解】

[1] 氧化反应这一步在用 5%氢氧化钠溶液处理滤渣时,温度应保持在 50 ℃ 左右,若温度过低,对硝基苯甲酸钠会析出而被滤去。

[2] 酯化反应须在无水条件下进行,如有水进入反应系统中,收率将降低。无水操作的要点是:原料干燥无水;所用仪器、量具干燥无水;反应期间避免水进入反应瓶。

[3] 对硝基苯甲酸乙酯及少量未反应的对硝基苯甲酸均溶于乙醇,但均不溶于水。反应完毕,将反应液倾入水中,乙醇的浓度降低,对硝基苯甲酸乙酯及对硝基苯甲酸便会析出。

[4] 还原反应中,因铁粉比重大,沉于瓶底,必须将其搅拌起来,才能使反应顺利进行,故充分激烈搅拌是铁酸还原反应的重要因素。A法中所用的铁粉需预处理,方法为:称取铁粉 10 g 置于烧杯中,加入 2%盐酸 25 mL,在石棉网上加热至微沸,抽滤,水洗至 pH=5~6,烘干,备用。

【思考题】

1. 氧化反应完毕,将对硝基苯甲酸从混合物中分离出来的原理是什么?
2. 还可以用哪些方法完成酯化反应?
3. 铁酸还原硝基反应的机理是什么?
4. 比较苯佐卡因的多种合成路线的优缺点。

实验十三　磺胺嘧啶锌(Sulfadiazine – Zn)与磺胺嘧啶银(Sulfadiazine – Ag)的合成

【实验目的】

1. 了解拼合原理在药物结构修饰中的应用。
2. 掌握磺胺嘧啶锌与磺胺嘧啶银的制备方法。
3. 熟悉磺胺嘧啶的理化性质。

【背景材料】

磺胺嘧啶银为应用烧伤创面的磺胺药,对绿脓杆菌有强的抑制作用,其特点是保持了磺胺嘧啶与硝酸银二者的抗菌作用。除用于治疗烧伤创面感染和控制感染外,还可使创面干燥,结痂,促进愈合。但磺胺嘧啶银成本较高,且易氧化变质,故制成磺胺嘧啶锌,以代替磺胺嘧啶银。磺胺嘧啶银化学名为:$N-2-$嘧啶基$-4-$氨基苯磺酰胺银盐、$2-$(对氨基苯磺酰胺基)嘧啶银(SD – Ag),磺胺嘧啶锌化学名为:$(N-2-$嘧啶基$-4-$氨基苯磺酰胺)锌盐、$2-$(对氨基苯磺酰胺基)嘧啶锌(SD – Zn),分子式分别为:$C_{10}H_9AgN_4O_2S$、$C_{20}H_{18}N_8O_4S_2Zn$,分子结构式分别为:

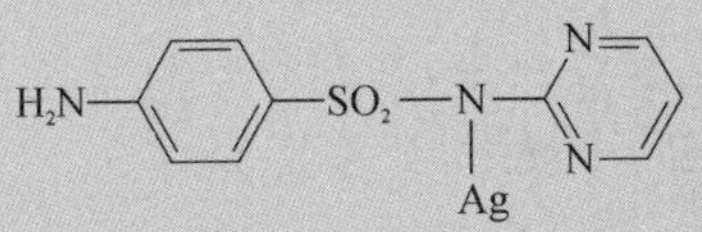

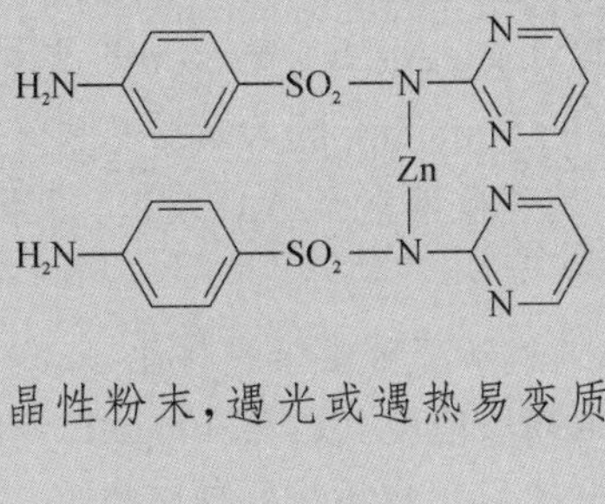

磺胺嘧啶银为白色或类白色结晶性粉末,遇光或遇热易变质。在水、乙醇、氯仿或乙醚中均不溶。

【实验原理】

磺胺嘧啶原料先与氨水反应生成磺胺嘧啶铵盐,之后磺胺嘧啶再分别与硝酸银和硫酸锌反应生成磺胺嘧啶银和磺胺嘧啶锌,合成路线如下:

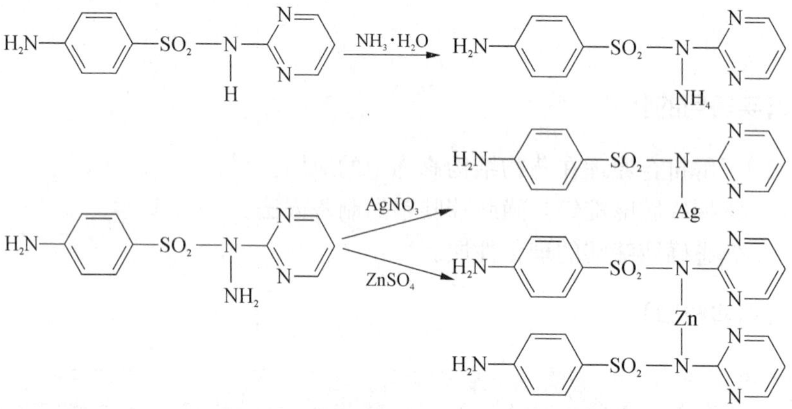

【实验试剂】

磺胺嘧啶（5 g,0.02 mol;10 g,0.04 mol）,氨水,$AgNO_3$（3.4 g,0.02 mol）,硫酸锌（3 g,0.02 mol）,氯化钡溶液。

【实验方法】

（一）磺胺嘧啶银的制备

取磺胺嘧啶 5 g,置 50 mL 烧杯中,加入 10% 氨水 20 mL 溶解[1~2]。再称取 3.4 g $AgNO_3$ 置 50 mL 烧杯中,加 10 mL 氨水溶解,搅拌下,将 $AgNO_3$-氨水溶液倾入磺胺嘧啶-氨水溶液中,片刻析出白色沉淀,抽滤,用蒸馏水洗至无 Ag^+ 反应,得本品,干燥[3],计算收率。

（二）磺胺嘧啶锌的制备

取磺胺嘧啶 5 g,置 100 mL 烧杯中,加入稀氨水（4 mL 浓氨水加入 25 mL 水）,如有不溶的磺胺嘧啶,在补加少量浓氨水（约 1 mL 左右）使磺胺嘧啶全溶。另称取硫酸锌 3 g,溶于 25 mL 水中,在搅拌下倾入上述磺胺嘧啶氨水溶液中,搅拌片刻析出沉淀,继续搅拌 5 min,过滤,用蒸馏水洗至无硫酸根离子反应(用 0.1M 氯化钡溶液检查),干燥(约 1 周左右),称重,计算收率。

【注解】

[1] 合成磺胺嘧啶银时,所有仪器均需用蒸馏水洗净。

[2] 操作过程中,避免接触金属容器,以防银盐被还原,降低产品质量。

[3] 产品干燥过程中,温度以不超过 80 ℃为宜,长时间高温,白色粉末渐变黄棕色至灰黑色,这是银盐被还原的结果。

【思考题】

1. SD‐Ag 及 SD‐Zn 的合成为什么都要先做成铵盐?

2. 比较 SD‐Ag 及 SD‐Zn 的合成及临床应用方面的优缺点。

3. 为什么合成磺胺嘧啶银时用氨水溶解硝酸银,而合成磺胺嘧啶锌时用蒸馏水溶解硫酸锌?

实验十四　琥珀酸氯丙那林(Clorprenaline Succinate)的合成

【实验目的】

1. 掌握药物成盐形式转换方法。
2. 了解药物成盐形式转换在药物结构修饰中的应用。

【背景材料】

氯丙那林又名氯喘、喘通,为 β_2-受体兴奋剂,对游离组织胺、乙酰胆碱等神经化学介质引起的支气管痉挛有良好的缓解作用,但能使一些患者出现心悸、手颤等症状。盐酸氯丙那林体内代谢快,12 h 即从尿排除 80%～90%。为了克服以上副作用并使药效缓和而持久,依据文献关于琥珀酸有平喘作用的报道,将盐酸氯丙那林制成琥珀酸氯丙那林。其化学名为 1-(邻氯苯基)-2-异丙胺基乙醇丁二酸盐,分子量:476.09;熔点:171.5～173 ℃,分子结构式为:

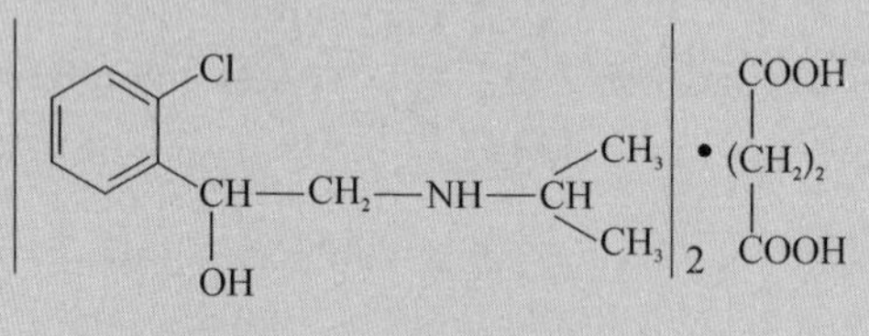

琥珀酸氯丙那林为无色透明的菱形结晶,无臭,味微苦。极易溶于水,易溶于乙醇,难溶于乙醚、丙酮。

【实验原理】

以氯丙那林盐酸盐为原料,通过盐转盐方式和琥珀酸在水体系中成盐,合成得到氯丙那林琥珀酸盐产品,合成反应式如下:

$$2 \quad \underset{\underset{OH}{|}}{\overset{\overset{Cl}{}}{\text{CH}}}-\text{CH}_2-\text{NH}-\underset{\underset{CH_3}{|}}{\overset{\overset{CH_3}{|}}{\text{CH}}}\cdot\text{HCl}+\underset{\underset{COONa}{|}}{\overset{\overset{COONa}{|}}{(\text{CH}_2)_2}}$$

$$\downarrow$$

$$\underset{\underset{OH}{|}}{\overset{\overset{Cl}{}}{\text{CH}}}-\text{CH}_2-\text{NH}-\underset{\underset{CH_3}{|}}{\overset{\overset{CH_3}{|}}{\text{CH}}}\cdot\underset{\underset{COOH}{|}}{\overset{\overset{COOH}{|}}{(\text{CH}_2)_2}}\quad+\text{NaCl}$$

【实验试剂】

盐酸氯丙那林(4.5 g,0.02 mol),琥珀酸钠(4.9 g,0.03 mol)。

【实验方法】

称取盐酸氯丙那林 4.5 g,溶于 5~7 mL 水中,置水浴中温热,制成饱和溶液。另称取琥珀酸钠 4.9 g 溶于 5 mL 水中[1],制成饱和溶液。然后,在不断搅拌下,将盐酸氯丙那林溶液加入琥珀酸钠溶液中,慢慢析出琥珀酸氯丙那林盐结晶,抽滤,结晶用 10 mL 水分两次迅速洗涤[2],干燥,测熔点,计算收率。

【注解】

[1] 也可以使用六水合琥珀酸钠。

[2] 盐酸氯丙那林、琥珀酸氯丙那林极易溶于水,故反应中要严格控制用水量。

【思考题】

1. 琥珀酸氯丙那林结晶为什么要用水迅速洗涤？不洗是否可以？

2. 药物成盐形式转换的机理？

实验十五 硝苯地平(Nifedipine)的合成

【实验目的】

1. 掌握用 Hantzsch 合成法制备硝苯地平的原理和方法。
2. 熟悉硝苯地平的理化性质。

【背景材料】

　　硝苯地平为 1,4-二氢吡啶类化合物,这类化合物最早出现于 1882 年,当时,Hantzsch 在合成取代吡啶化合物时将此类化合物作为中间体。20 世纪 60 年代后期发现 1,4-二氢吡啶具有抑制 Ca^{2+} 内流作用,故开发成一类新结构类型的钙通道阻滞剂。硝苯地平于 1975 年上市,是该类第一个上市的药物,用于预防和治疗冠心病心绞痛,特别是变异型心绞痛和冠状动脉痉挛所致心绞痛。对呼吸功能没有不良影响,故适用于患有呼吸道阻塞性疾病的心绞痛患者,其疗效优于 β 受体拮抗剂。硝苯地平化学名:1,4-二氢-2,6-二甲基-4-(2-硝基苯基)-3,5-吡啶二羧酸二甲酯,又名:利心平、心痛定、硝苯吡啶等,分子式:$C_{17}H_{18}N_2O_6$,分子量:346.34,分子结构式:

$$\text{（硝苯地平分子结构式）}$$

　　本品为黄色无臭无味结晶性粉末,无吸湿性,遇光不稳定。极易溶于丙酮、氯仿、二氯甲烷[4],溶于乙酸乙酯,微溶于乙醇、甲醇,在水中几乎不溶。熔点:172～174 ℃。

【注解】

> [4] 亦可溶于三氯甲烷,但二氯甲烷毒性较低,对人体伤害小,故这里用二氯甲烷作比方。

【实验原理】

硝苯地平分子中含有一个对称二氢吡啶结构,可以通过汉斯(Hantzsch)反应,由 1 分子氨、1 分子醛和 2 分子酮酸酯缩合成环得到。所以以邻硝基苯甲醛为原料,加入两分子乙酰乙酸甲酯及过量氨水,在甲醇中回流即可得到硝苯地平。

【实验试剂】

邻硝基苯甲醛(5 g,0.114 mol),乙酰乙酸甲酯(7.6 g,0.066 mol),氨水,乙醇,甲醇,乙酸乙酯,石油醚。

【实验方法】

> 在 50 mL 烧瓶中加入磁力搅拌子,随后加入 5 g 邻硝基苯甲醛、7.6 g 乙酰乙酸甲酯、20 mL 乙醇和 4 mL 氨水。装上回流冷凝管,于恒温水浴中搅拌下加热至回流[1]。用薄层色谱法(TLC)监测反应,3～3.5 h 后原料点(邻硝基苯甲醛)基本消失[2],停止加热。

将反应液快速倒入烧杯中,让其于冰水浴中冷却,有黄色固体析出[3]。用布氏漏斗抽滤,少量冷水和冷甲醇洗涤,得粗产品。将所得粗产品用乙醇重结晶,得淡黄色结晶粉末,干燥,称重,计算产率。硝苯地平红外图谱参见图 3 - 10。

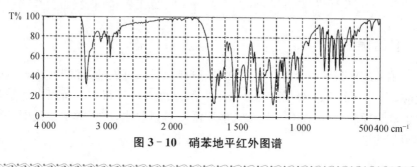

图 3 - 10 硝苯地平红外图谱

【注解】

[1] 反应开始时,缓慢加热,避免大量氨气逸出,回流微沸即可,且保持温度稳定。

[2] 展开剂为乙酸乙酯∶石油醚$(v∶v=1∶1)$,主产物点(新点)R_f 约为 0.45 左右。

[3] 如果产物为黏稠状,可将混合物至于超声清洗器中超声 10～20 min。

【思考题】

1. 用薄层色谱法(TLC)点板跟踪反应的原理? 展开剂如何选择?
2. 试写出 Hantzsch 合成法制备硝苯地平的反应机理。

实验室十六 烟酸（Nicotinic Acid）的合成

【实验目的】

1. 掌握高锰酸钾氧化法制备烟酸的原理及实验方法。
2. 熟悉酸碱两性有机化合物的分离纯化技术。
3. 了解烟酸的理化性质。

【背景材料】

烟酸，是 B 族维生素中的一种，富集于酵母、米糠之中，可用于防治糙皮病，也可用作血管扩张药，并大量用作食品和饲料的添加剂。作为医药中间体，可用于烟酰胺、尼可刹米及烟酸肌醇酯的生产。化学名：吡啶-3-羧酸，又称维生素 B_3、尼古丁酸（Nicotimc Acid），分子式：$C_6H_5NO_2$；分子量：123.11，分子结构式如下：

COOH 结构式

本品为无色针状结晶，无臭或有微臭，水溶液显酸性反应，在沸水和沸乙醇中溶解，在水中略溶，在乙醇中微溶，在乙醚中几乎不溶；在碳酸钠试液和氢氧化钠试液中易溶，熔点：236～239 ℃。

【实验原理】

烟酸可以由喹啉经氧化、脱羧合成，但合成路线长，且所用的试剂为腐蚀性的强酸，因此可以通过 3-甲基吡啶的氧化反应来制取。

喹啉 $\xrightarrow[\text{HNO}_3]{\text{H}_2\text{SO}_4}$ 吡啶-2,3-二羧酸 $\xrightarrow{\text{CO}_2}$ 吡啶-3-羧酸

$$\text{(3-甲基吡啶)} \xrightarrow{\text{2KMnO}_4} \text{(烟酸)} + 2\text{MnO}_2 + \text{KOH} + \text{H}_2\text{O}$$

【实验试剂】

3-甲基吡啶(5 g,0.054 mol),高锰酸钾(21 g,0.133 mol),浓盐酸,活性炭。

【实验方法】

在配有回流冷凝管、温度计和搅拌子的三口烧瓶中,加入3-甲基吡啶5 g、蒸馏水200 mL,水浴加热至85 ℃。在搅拌下,分批加入高锰酸钾21 g,控制反应温度在85～90 ℃,加毕,继续搅拌反应1 h。停止反应,改成常压蒸馏装置,蒸出水及未反应的3-甲基吡啶,至流出液呈现不浑浊为止,约蒸出130 mL水,停止蒸馏,趁热过滤,用12 mL沸水分三次洗涤滤饼(二氧化锰),弃去滤饼,合并滤液与洗液,得烟酸钾水溶液[1]。将烟酸钾水溶液移至500 mL烧杯中,用滴管滴加浓盐酸调pH＝3～4(烟酸的等电点的pH＝3.4,注意:用精密pH试纸检测),冷却析晶[2],过滤,抽干,得烟酸粗品。

精制:将粗品移至250 mL圆底烧瓶中,加粗品5倍量的蒸馏水,水浴加热,轻轻振摇使溶解,稍冷,加活性炭适量[3],加热至沸腾,脱色10 min,趁热过滤,慢慢冷却析晶,过滤,滤饼用少量冷水洗涤,抽干,干燥,得无色针状结晶烟酸纯品,计算产率。烟酸红外图谱参见图3-11。

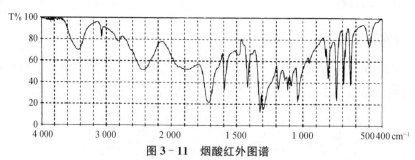

图3-11 烟酸红外图谱

【注解】

[1] 慢慢冷却结晶,有利于减少氯化钾在产物中的夹杂量。

[2] 氧化反应若完全,二氧化锰沉淀滤去后,反应液不再显紫红色。如果显紫红色,可加少量乙醇,温热片刻,紫色消失后,重新过滤。

[3] 精制中加入活性炭的量可由粗品的颜色深浅来定,若颜色较深可多加一些。

【思考题】

1. 氧化反应若反应完全,反应液呈什么颜色?

2. 为什么加乙醇可以除去剩余的高锰酸钾?

3. 在产物处理过程后,为什么要将 pH 调至烟酸的等电点?

4. 本实验在烟酸精制过程中为什么要强调缓慢冷却结晶处理? 冷却速度过快会造成什么结果?

5. 如果在烟酸产物中尚含有少量氯化钾,如何除去? 试拟定分离纯化方案。

实验十七　盐酸苯海索（Benzhexol Hydrochloride）的合成

【实验目的】

1. 了解 Grignard 反应、Mannich 反应在药物合成上的应用。
2. 掌握盐酸苯海索的制备方法。
3. 熟悉盐酸苯海索的理化性质。

【背景材料】

　　盐酸苯海索能阻断中枢神经系统和周围神经系统的毒蕈碱样胆碱受体，临床上用于治疗震颤麻痹综合征，有利于恢复帕金森病患者脑内多巴胺和乙酰胆碱的平衡，改善患者症状，也用于斜颈、颜面痉挛等症的治疗。化学名为：(±)-a-环己基-a-苯基-1-哌啶丙醇盐酸盐、1-环己基-1-苯基-3-哌啶基丙醇盐酸盐，又名：安坦（Antane Hydrochloride），分子式 $C_{20}H_{31}NO \cdot HCl$，分子量：337.93，分子结构式如下：

　　本品白色结晶性粉末，无臭，味微苦，微溶于水，溶于乙醇和氯仿，熔点：112～116 ℃。

【实验原理】

　　盐酸苯海索大多以苯乙酮为原料与甲醛、哌啶盐酸盐进行 Mannich 反应制得 β-哌啶基苯丙酮盐酸盐中间体，再与氯代环己烷、金属镁作用制得

的 Grignard 试剂反应,得到盐酸苯海索。反应如下:

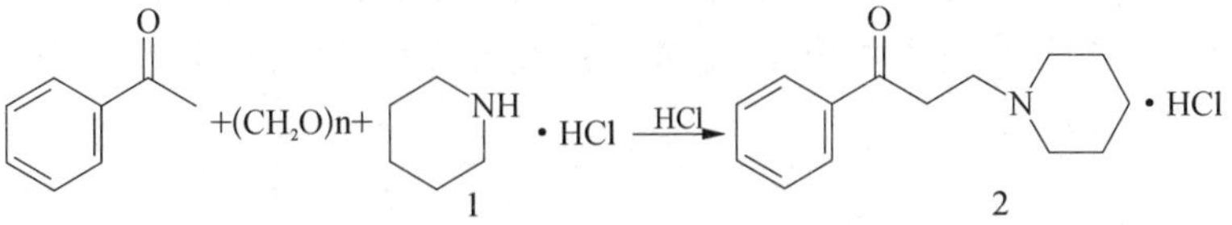

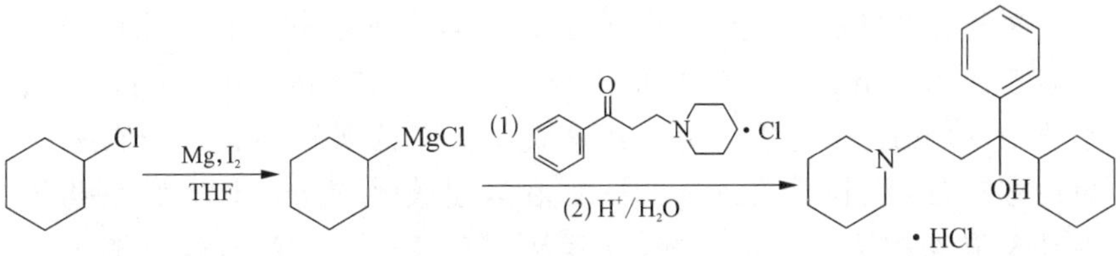

【实验试剂】

哌啶(30 g,0.352 mol),95％乙醇,浓盐酸,苯乙酮(18.1 g,0.151 mol),多聚甲醛(7.6 g,0.253 mol),镁屑(4.32 g,0.180 mol),四氢呋喃,碘,氯代环己烷(14.23 g,0.120 mol),稀盐酸。

【实验方法】

(一) 哌啶盐酸盐(1)的制备

在分别装有搅拌器、恒压滴液漏斗(事先用 95％乙醇检漏)回流冷凝管及干燥管的 250 mL 三口烧瓶中,加入 30 g(约 37.5 mL)的哌啶,60 mL 95％乙醇。在搅拌下从恒压滴液漏斗向反应瓶中滴入 35 mL 浓盐酸,搅拌至反应液 pH 约为 1,约 1 h 左右。然后拆除搅拌器、恒压滴液漏斗、回流冷凝管及干燥管,改装成蒸馏装置,加热蒸去乙醇和水,当反应物呈稀糊状时停止蒸馏[1]。拆除反应装置,冷却到室温抽滤,乙醇洗涤,干燥,得白色结晶。熔点 240 ℃以上。

(二) β-哌啶基苯丙酮盐酸盐(2)的制备

在装有搅拌器、温度计和回流冷凝管的 20 mL 的三口烧瓶中,依次加入 18.1 g(0.15 mol)苯乙酮、36 mL 95％乙醇,19.2 g(0.15 mol)哌啶盐酸盐(自制),7.6 g(0.25 mol)多聚甲醛和 0.5 mL(10 滴)浓盐酸,搅拌下加热至 80～85 ℃,继续回流 3～4 h[2]。拆除反应装置[3],冷却,析出固体,抽滤,用少量乙醇洗涤,干燥后得白色鳞片状结晶,重约 25 g。熔点:190～194 ℃。

(三) 盐酸苯海索的合成步骤

向装有电磁搅拌、温度计、滴液漏斗和上方附有塑料气球的球型冷凝器的 250 mL 三颈瓶中,依次投入镁屑[4]4.32 g(180.0 mmol)、四氢呋喃 80 mL、少量碘。加入约总量 1/4 量的氯代环己烷与四氢呋喃的溶液后,缓慢升温至 50 ℃左右以引发该反应,当碘的颜色褪去且反应液保持微沸状态时,表示反应已经开始。随后慢慢滴入余下的氯代环己烷的四氢呋喃,累计加入氯代环己烷[5]14.23 g(120.0 mmol)及四氢呋喃20 mL,滴加速度以保持微沸状态为准。加毕,继续回流 30 min,至反应不再进行。然后用冷水冷却,搅拌下分次加入哌啶基苯丙酮盐酸盐 25.8 g(100.0 mmol),约 20 min 内加完,再搅拌回流 2 h。将反应液冷却至室温,搅拌下将其缓慢倾倒至冷的 3.0 mol/L 稀盐酸溶液约 80 mL 中,搅拌片刻,继续冰水浴冷却使固体充分析出。抽滤,以水洗至 pH=5。干燥,得盐酸苯海索粗品,称重,计算收率。

上述粗品用约 1～1.5 倍量 95% 乙醇重结晶(需用活性炭,用量多少,如何添加?),趁热过滤,将滤液充分冷却,晶体充分析出后,依次用少量水、冰乙醇洗涤,干燥,得盐酸苯海索纯品,计算产率。盐酸苯海索红外图谱参见图 3-12。

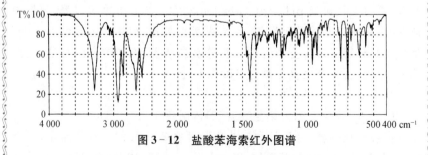

图 3-12 盐酸苯海索红外图谱

【注解】

[1] 以蒸馏至稀糊状为宜，太稀产物有所损失，而太稠冷却后易结成硬块，抽滤时很难转移。

[2] 反应过程中多聚甲醛逐渐溶解。反应结束时，反应液中不应有多聚甲醛颗粒存在，否则应延长反应时间，使多聚甲醛颗粒消失。

[3] 因后续实验为 Grignard 反应，为无水操作，本次实验结束后应将下次 Grignard 反应时所需的仪器洗涤干净后放入烘箱中烘干备用。(恒压滴液漏斗的活塞应取下另行放置，不可一起干燥，不可相互混淆。)

[4] 镁条的外面若有灰黑色氧化镁覆盖，则应先用砂纸擦至表面呈白色金属光泽，镁条应剪成小条使用。

[5] 氯代环己烷可以由环己醇和浓盐酸作用制得。

[6] Grignard 试剂与酮的加成产物遇水即分解，放出大量热量且有氢氧化镁沉淀生成，故反应液应慢慢加入稀酸中，避免反应过于激烈，也可使氢氧化镁在酸性溶液中转变成可溶性氯化镁，使产物易于纯化。

【思考题】

1. 本实验 Mannich 反应为何要在酸性条件下进行？

2. 制备 Grignard 试剂时加入少量碘的作用是什么？

3. 本实验中 Mannich 反应为什么要用哌啶基苯丙酮盐酸盐？用游离碱可不可以？

4. 在药物制备中 Grignard 和 Mannich 反应的应用较广，试各举二例。

实验十八 依达拉奉(Edaravone)的合成

【实验目的】

1. 通过本实验掌握依达拉奉的合成方法。
2. 了解吡唑啉杂环的合成方法。
3. 熟悉依达拉奉的理化性质。

【背景材料】

依达拉奉,又名依达拉丰,由日本三菱制药公司研究开发,2000年6月在日本首次上市。依达拉奉是一种自由基清除剂,其良好的脑保护作用已得到国内外临床研究的证实,临床主要用于治疗缺血性脑卒中。本品具有独特的清除自由基和减轻缺血再灌注的作用机制,还可进一步扩大用于治疗心肌缺血、肾脏缺血和肝脏缺血等疾病。2017年5月5日美国FDA批准了Mitsubishi Tanabe制药的Radicava(依达拉奉)作为肌萎缩侧索硬化(ALS)静脉输注疗法。依达拉奉化学名:3-甲基-1-苯基-2-吡唑啉-5-酮,分子式:$C_{10}H_{10}N_2O$,分子量:174.20,分子结构式:

$$H_3C \text{结构式}$$

本品为白色或类白色结晶性粉末,无臭、无味,在甲醇中易溶,在乙醇中溶解,在水中几乎不溶。熔点:126～130 ℃。

【实验原理】

苯肼和乙酰乙酸甲酯在乙醇中高温缩合环化即可得到依达拉奉,反应式如下:

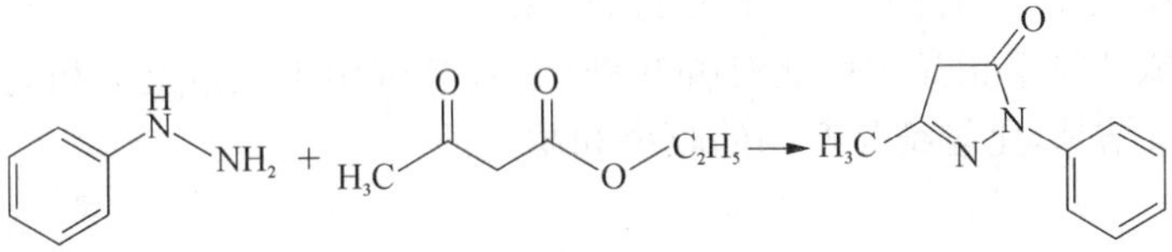

【实验试剂】

苯肼(27 g,0.250 mol),乙酰乙酸乙酯(32.5 g,0.250 mol),乙醇,乙酰乙酸乙酯。

【实验方法】

将 40 mL 无水乙醇、27 g (0.25 mol) 苯肼加入装有搅拌、温度计和回流冷凝管的 250 mL 三口瓶(所有玻璃仪器需事先烘干)。50 ℃下滴加 32.5 g (0.25 mol) 乙酰乙酸乙酯。升温至回流避光反应 5 h 后停止加热[1]。反应毕,蒸出乙醇 30 mL,稍冷,加入乙酰乙酸乙酯 70 mL 并快速搅拌分散,逐渐析出固体。冷却,过滤固体,用少量乙酰乙酸乙酯洗涤,干燥得到淡黄色粉状固体依达拉奉。

精制:称取依达拉奉粗品 4 g,用乙醇:乙酰乙酸乙酯(1:2)混合溶剂 40 mL 加热溶解,热过滤,滤液冷却,置冰浴中继续析晶[2],过滤收集固体,干燥得白色结晶性粉状固体,计算产率。

【注解】

[1] 吡唑啉酮结构 4 -位易于氧化化,光可催化生成 4 -羟基化合物。历程是异构化生成 5 -羟基吡唑—光脱酚性羟基氢—氧化—得到 4 -羟基化合物。

[2] 也可放置过夜结晶。

【思考题】

1. 依达拉奉合成反应为什么要求无水操作?

2. 反应完毕为何要将大部分乙醇蒸出？

3. 依达拉奉粗品中可能有哪些副产物，尝试用不同溶剂对依达拉奉粗品进行重结晶，比较结晶产品的收率和质量。

实验十九　盐酸达克罗宁(Dyclonine Hydrochloride)的合成

【实验目的】

1. 掌握盐酸达克罗宁的合成方法。
2. 了解 Mannich 碱的合成方法。
3. 熟悉盐酸达克罗宁的理化性质。

【背景材料】

　　盐酸达克罗宁,能阻断各种神经冲动或刺激的传导,抑制触觉和痛觉,对皮肤有止痛、止痒及杀菌作用,是一种起效快、作用时间长、不良反应少、安全性高的局部麻醉药,1982 年经 FDA 批准首次作为外用麻醉药(AstraZeneca 公司) 在美国上市。盐酸达克罗宁化学名为:4 - 丁氧基- β -哌啶基苯丙酮的盐酸盐,1 -(4 -丁氧基苯基)- 3 -(1 -哌啶基)- 1 -丙酮盐酸盐,分子式:$C_{18}H_{27}NO_2 \cdot HCl$,分子量:325.88,分子结构式如下:

$$\cdot HCl$$

　　本品为白色结晶粉末,微臭、尝之有麻感,略溶于水,溶于乙醇、丙酮、氯仿及 60 ℃水中。在空气中稳定,遇热分解,溶液变浑浊析出油状物,熔点:172~176 ℃。

【实验原理】

以对羟基苯乙酮和正溴丁烷为原料,经醚化制得对丁氧基苯乙酮,继续经 Mannich 反应得到盐酸达克罗宁粗品,最后精制得到盐酸达克罗宁纯品。

【实验试剂】

对羟基苯乙酮(5 g,0.036 mol),氢氧化钠,四丁基溴化铵(TBAB)(0.3 g,0.001 mol),溴丁烷(8 g,0.058 mol),饱和 NaCl 水溶液,哌啶盐酸盐(7.1 g,0.061 mol),异丙醇,多聚甲醛,浓盐酸,活性炭。

【实验方法】

（一）对丁氧基苯乙酮的合成

将 5 g 对羟基苯乙酮、3.7 g 氢氧化钠和 0.3 g 四丁基溴化铵(TBAB)溶解于 30 mL 水中,加热至 50 ℃,搅拌下加入 8 g 溴丁烷,反应 3 h。然后冷却反应液至室温,分出有机相,用水和饱和 NaCl 水溶液分别洗涤 2 次。最后将有机相减压浓缩,得对丁氧基苯乙酮[1]。

（二）盐酸达克罗宁的合成步骤

将 7.4 g 对丁氧基苯乙酮、7.1 g 哌啶盐酸盐溶解于 40 mL 异丙醇中,加热至 70 ℃,搅拌下加入 4.6 g 多聚甲醛[2]、0.8 mL 浓盐酸,反应 3 h。冷却析晶,过滤,将滤饼烘干,得盐酸达克罗宁粗品。加入纯化水(50 mL)和活性炭(1 g),加热至回流。趁热抽滤,滤饼用热的纯化水(2 mL)洗涤,滤液搅拌下冷却至室温析晶。过滤,所得滤饼用少量纯化水洗涤,干燥得高纯度盐酸达克罗宁,计算产率,红外图谱参见图 3-13。

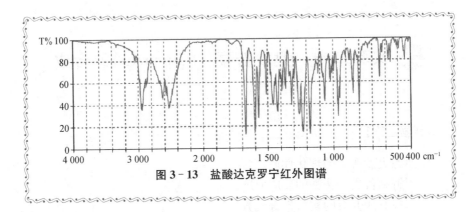

图 3 - 13　盐酸达克罗宁红外图谱

【注解】

[1] 对丁氧基苯乙酮中间体的熔点:25~27 ℃,沸点:302~304 ℃,不需要纯化,直接投入后续反应。

[2] 也可以使用甲醛水溶液。

【思考题】

1. TBAB 在实验中的作用是什么?

2. 合成达克罗宁有哪些其他路线?

实验二十　奥沙普秦(Oxaprozin)的合成

【实验目的】

1. 熟悉奥沙普秦的理化性质。
2. 了解制备奥沙普秦的反应原理。
3. 掌握奥沙普秦的实验室合成方法。

【背景材料】

　　奥沙普秦是一种长效芳基丙酸类非甾体抗炎药,由美国 Wyeth 公司开发,经 FDA 批准于 1992 年首次上市。奥沙普秦可抑制环氧合酶以及酯氧合酶的生成,具有抗炎、镇痛、解热效果好,毒副作用小,作用时间长等优点。药理实验表明,其作用强度与阿司匹林相似,高于吲哚美辛。奥沙普秦化学名:4,5-二苯基噁唑-2-丙酸,又名:噁丙嗪,分子式:$C_{18}H_{15}NO_3$,分子量:293.32,分子结构如下:

$$\text{(4,5-二苯基噁唑-2-丙酸 结构式)}$$

　　本品在二甲基甲酰胺或二氧六环中易溶,在冰醋酸和三氯甲烷中溶解,在无水乙醇中略溶,在乙醚中微溶,在水中几乎不溶,熔点:161～165 ℃。

【实验原理】

　　由安息香(二苯乙醇酮)与丁二酸酐在吡啶存在下反应得到中间产物 4-氧-4-(2-氧-1,2-二苯基乙氧基)丁酸,继续以冰醋酸为溶剂,与醋酸铵反应合成得到奥沙普秦,反应式如下:

【实验试剂】

丁二酸(2.5 g, 21.2 mmol), 乙酸酐(4.5 mL, 44.4 mmol), 乙醚, 二苯乙醇酮(1.8 g, 8.5 mmol), 吡啶(1 mL, 13 mmol), 乙酸铵(1.2 g, 15.5 mmol), 冰乙酸(4.0 mL, 67 mmol), 甲醇, 活性炭。

【实验方法】

(一) 丁二酸酐的制备

在干燥的 100 mL 圆底烧瓶中, 加入丁二酸(2.5 g, 21.2 mmol)和乙酸酐[1](4.53 g, 4.5 mL, 44.4 mmol), 装上球形冷凝管和干燥管[2], 加热搅拌回流 1 h。反应完毕后, 倒入干燥烧杯中, 放置 0.5 h, 冷却后析出晶体, 过滤后收集晶体, 干燥, 得粗品 1.8 g。用 2 mL 乙醚洗涤, 抽滤, 干燥, 得白色柱状结晶 1.5 g, 熔点: 118～120 ℃。

(二) 奥沙普秦的制备

在干燥的 100 mL 三颈反应瓶中[3], 加入丁二酸酐(1.2 g, 12 mmol)、二苯乙醇酮[4](1.8 g, 8.5 mmol)、吡啶(1 mL, 13 mmol), 中间装上球形冷凝管, 两侧用磨口塞子塞住, 冷凝管上端加上装有无水氯化钙的干燥管, 加热到 100～105 ℃后继续搅拌 1 h 后, 加入乙酸铵(1.2 g, 15.5 mmol)、冰乙酸(4.0 mL, 67 mmol), 继续在 100～105 ℃搅拌 2.5 h。再加水(5～10 mL), 于 100～105 ℃搅拌 0.5 h。反应完毕后,冷却至室温,反应瓶中析出晶体,过滤,收集固体后干燥,得粗品。粗品以 $2.0\sim2.5$ 倍量(V/W)甲醇重结晶,加热溶解,活性炭脱色 0.5 h,趁热抽滤。室温搅拌析晶,待析出固体后,以冰水浴冷却,充分析晶。抽滤,干燥,计算收率。奥沙普秦红外图谱参见图 3-14。

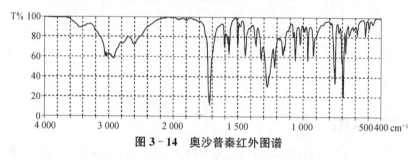

图 3-14　奥沙普秦红外图谱

【注解】

[1] 乙酸酐放久了,由于吸潮和水解将转变为乙酸,故本实验所需的乙酸酐必须在实验前进行重新蒸馏。

[2] 反应用玻璃仪器必须干燥无水。

[3] 玻璃仪器须在实验前进行干燥处理。

[4] 二苯乙醇酮可以参考苯妥英钠合成中安息香的制备方法。

【思考题】

1. 在奥沙普秦合成过程中,噁唑环形成的机理是什么?

2. 吡啶在奥沙普秦合成过程中的作用是什么?

3. 安息香还可以用于合成哪些药物?

实验二十一　曲尼司特(Tranilast)的合成

【实验目的】

1. 熟悉曲尼司特的理化性质。
2. 熟悉烃化、Knoevenagel 缩合、酰卤化及酰胺化反应的方法和原理。
3. 掌握曲尼司特的实验室合成方法。

【背景材料】

　　曲尼司特为新型抗过敏药物,用于预防或治疗支气管哮喘和过敏性鼻炎。本品具有口服、胃肠易吸收、毒副作用小等特点,但只能预防用药,对已发作哮喘不能立即控制症状。曲尼司特,别名:曲尼斯特、利喘贝、肉桂氨茴酸等。

　　化学名称:N-(3,4-二甲氧基肉桂酰)邻氨基苯甲酸、2-[[3-(3,4-二甲氧苯基)-1-氧代-2-丙烯基]氨苯]苯甲酸,分子式:$C_{18}H_{17}NO_5$,分子量:327.33,分子结构式如下:

$$H_3CO-\text{、}H_3CO- \text{（苯环）} -CH=CH-C(=O)-NH-\text{（苯环）}-C(=O)-OH$$

　　本品为淡黄色或淡黄绿色结晶或结晶性粉末,无臭,无味。本品在二甲基甲酰胺中易溶,在甲醇中微溶,在水中不溶。

【实验原理】

　　以 3,4-二甲氧基苯甲醛(藜芦醛)为原料,与乙酸酐缩合得 3,4-二甲氧基肉桂酸,再经 $SOCl_2$ 氯化得到 3,4-二甲氧基肉桂酰氯,最后与邻氨基苯甲酸反应制得曲尼司特,反应式如下:

$$H_3CO\text{—}CHO \xrightarrow[\text{或}(CH_3CO)_2O]{CH_2(COOH)_2} H_3CO\text{—}CH=CH\text{—}COOH \xrightarrow{SOCl_2}$$

$$H_3CO\text{—}CH=CH\text{—}COCl + \text{邻氨基苯甲酸} \longrightarrow H_3CO\text{—}CH=CH\text{—}CONH\text{—}COOH$$

【实验试剂】

3,4-二甲氧基苯甲醛(10.5 g,0.063 mol),丙二酸(12.6 g,0.121 mol),吡啶,哌啶,浓盐酸,40%乙醇,氯化亚砜,三氯甲烷,KF,邻氨基苯甲酸(4.3 g,0.031 mol)。

【实验方法】

（一）3,4-二甲氧基肉桂酸的制备

在 250 mL 干燥的三口烧瓶中[1],加入 3,4-二甲氧基苯甲醛 10.5 g,12.6 g(0.12 mol)丙二酸、50 mL 吡啶[2]及 1 mL 哌啶,加热搅拌回流反应 2 h。反应完,冷却,将反应液倒入 50 mL 浓盐酸和 60 g 碎冰的混合物中,析出白色固体,抽滤,得粗品。用 40%乙醇重结晶,得白色针状结晶约 12 g,熔点:181～183 ℃。

3,4-二甲氧基肉桂酸的合成方法 2:在 250 mL 三口瓶中,加入无水 KF 3.5 g,3,4-二甲氧基苯甲醛 10.5 g,乙酸酐 19 mL 和聚乙二醇 400(PEG-400)0.8 g,缓缓搅拌升温至 150 ℃,反应 1.5 h,将反应物倒入盛有 150 mL 沸水的烧杯中,搅拌溶解后,用盐酸调 pH 至强酸性,冷却静置,抽滤,冷水洗涤,滤饼干燥得淡黄色结晶。

（二）3,4-二甲氧基肉桂酰氯的制备

在 100 mL 干燥的三口烧瓶(装有带氯化钙干燥管的回流冷凝管)

中,加入 5 g(0.025 mol)3,4-二甲氧基肉桂酸和 10 mL 氯化亚砜[3],磁力搅拌,加热回流反应 40 min,减压回收过量的氯化亚砜,冷却,加入 20 mL 干燥的三氯甲烷,作为反应液用于下步反应。

(三) 曲尼司特的制备

在干燥的 150 mL 反应瓶中,加入 4.3 g 邻氨基苯甲酸、15 mL 吡啶和 40 mL 三氯甲烷,搅拌溶解后,通过恒压滴液漏斗滴加上步的三氯甲烷反应液,滴毕,加热搅拌回流反应 2 h,减压回收溶剂,残留物冷却后倒入水中,析出黄色固体,抽滤,干燥得粗品。用乙醇重结晶(可加入几滴盐酸),得到淡黄色结晶精品,计算收率。曲尼司特红外图谱参见图 3-15。

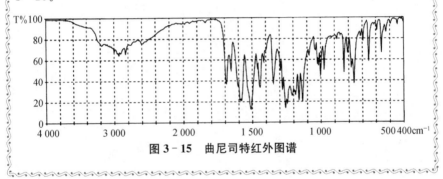

图 3-15 曲尼司特红外图谱

【注解】

[1] 反应为 Knoevenagel 缩合脱水过程,注意仪器试剂需要事先干燥,如有可能的话,可以采用回流带水的方法,促使反应完全。

[2] 吡啶有刺激性气味,在通风柜中量取。

[3] 仪器需要预先干燥,反应过程中产生 HCl 和 SO_2 气体,须用 NaOH 溶液进行吸收处理,防止对环境造成污染;氯化亚砜有刺激味道,须在通风柜中量取。

【思考题】

1. 3,4-二甲氧基肉桂酸的合成反应机理是什么?

2. 最后一步反应是肉桂酰氯与邻氨基苯甲酸的生成酰胺的反应,吡啶在该反应中的作用是什么?

3. 曲尼司特还有哪些合成方法?

实验二十二　盐酸普萘洛尔(Propranolol Hydrochloride)合成

【实验目的】

1. 通过实验,了解盐酸普萘洛尔的理化性质。
2. 掌握盐酸普萘洛尔合成的基本原理和实验方法。
3. 掌握搅拌、回流、重结晶和减压蒸馏等基本实验操作。
4. 熟悉有对映异构体药物的分析手段。

【背景材料】

盐酸普萘洛尔为非选择性 β-受体阻断药,阻断心肌的 β 受体,对 β_1 和 β_2 受体均有拮抗作用,临床用于治疗心律失常、心绞痛和高血压等疾病。普萘洛尔属于苯氧丙醇胺类化合物,是第一个临床上成功的 β-受体阻滞剂,其发明者 James Black 于 1988 年获诺贝尔医学奖。盐酸普萘洛尔化学名:1-异丙氨基-3-(1-萘氧基)-2-丙醇盐酸盐,别名:心得安、萘心安,其化学式: $C_{16}H_{21}NO_2 \cdot HCl$,分子量:295.81,分子结构式:

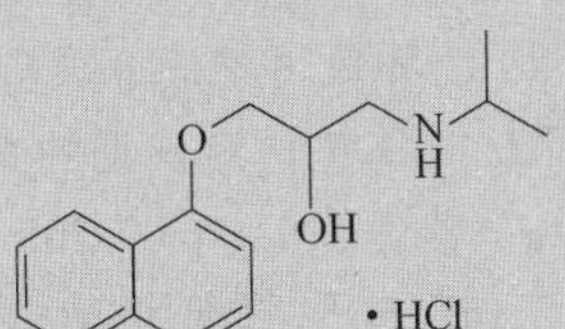

本品为白色结晶性粉末,无臭,味微甜而后苦,遇光易变质,熔点:162~165 ℃,溶于水、乙醇,微溶于氯仿。

【实验原理】

普萘洛尔的制备以 a-萘酚、环氧氯丙烷和异丙胺为主要原料,经醚化、

消除、氨化和成盐等反应制得。合成路线如下:

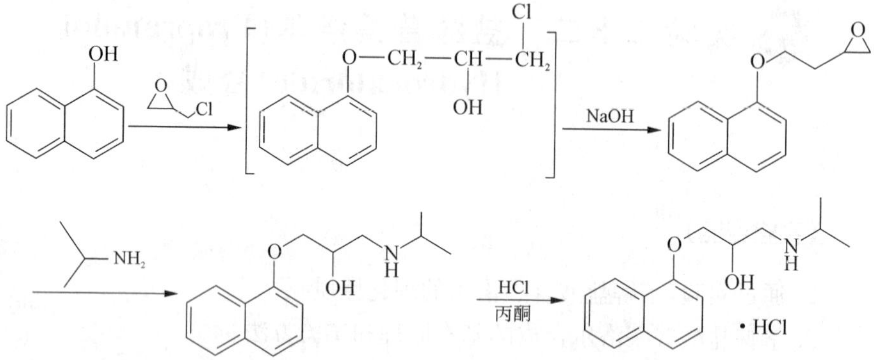

临床上广泛应用的普萘洛尔一直以外消旋体的形式入药,实验表明, $S(-)$ -普萘洛尔对 β 受体的阻滞程度比 $R(+)$ -普萘洛尔约大 100 倍。手性离子对色谱法的流动相选择范围宽,手性离子对试剂的来源广泛。本实验以手性 N -苄氧羰基- S -苯基- L -半胱氨酸甲酯(MBPCE)为离子对试剂,在氰基柱上分离分析普萘洛尔对映体。

【实验试剂】

a -萘酚(12.5 g,0.087 mol),环氧氯丙烷(19.4 g,0.209 mol),氢氧化钠,盐酸,异丙胺(12 g,0.203 mol),活性炭,二甲苯,丙酮。

【实验方法】

(一)3 - α 萘氧基-1,2-环氧丙烷的合成

在装有机械搅拌、回流冷凝管和滴液漏斗的 150 mL 的反应瓶中,加入 12.5 g(0.087 mol) a -萘酚、19.4 g(0.209 mol)环氧氯丙烷[1],搅拌,升温至 80 ℃,滴加 5 mL 50%氢氧化钠溶液(由 4.8 g NaOH 和 4.8 mL 水配制而成),滴加温度控制在 110 ℃以下。加完后再在 95~105 ℃保温反应 1.5 h。放冷至 50~60 ℃,静置后用分液漏斗分去碱水层,加入约 18 mL 水,搅拌后,用稀盐酸调节至 pH=7,分去水层,油层用去离子水洗涤一次。有机层减压回收环氧氯丙烷[2],得到第中间体产物 3 - α -萘氧基-1,2-环氧丙烷,为橙红色油状液体直接用于后续反应。

（二）普萘洛尔的合成

在上述反应产物中，加入 12 g(0.203 mol) 异丙胺，加热至 50～60 ℃回流反应 8 h[3]。蒸出过量的异丙胺，加入 8 mL 二甲苯[4]，慢慢用玻璃棒进行搅拌，析出固体，冷却、结晶、抽滤滤饼用少量二甲苯洗涤，抽干得到普萘洛尔。

（三）普萘洛尔盐酸盐的合成

将普萘洛尔和约 20 mL 丙酮混合，加热溶解。加适量活性炭脱色，趁热过滤。滤液用浓盐酸调节 pH＝2.5～3。冷却、结晶抽滤。滤饼用少量水洗涤，再用少量丙酮洗涤，干燥得盐酸普萘洛尔，测熔点，计算产率。盐酸普萘洛尔谱见图 3－16。

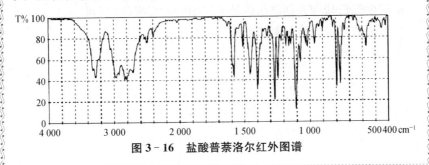

图 3－16　盐酸普萘洛尔红外图谱

（四）普萘洛尔对映体的 HPLC 分析

色谱柱：Nova－Pak CN－HP 8 ×100 mm cartridge；柱温：室温；流动相：V(二氯甲烷)：V(乙醇)＝97：3，其中 c(N－苄氧羰基－S－苯基－L－半胱胺酸甲酯，MBPCE)＝3.5 mmol/L；流速：0.5 mL/min；检测波长：254 nm。

分析方法：称取合成得到的普萘洛尔外消旋体产品，用二氯甲烷溶解得到 0.5mg/mL 的供试品溶液，吸取 10 μL 注入色谱仪，出峰顺序依次为：(R)-普萘洛尔和(S)-普萘洛尔。

【注解】

[1] 环氧氯丙烷随着反应的进行会有所损失，因此试验中环氧氯丙

烷的用量要比理论值大。

[2] 环氧氯丙烷的沸点:115～118 ℃,可以常压蒸馏,也可以用水泵减压蒸馏,回收蒸馏后的环氧氯丙烷可以重新用于醚化反应。

[3] 内温控制在 50～60 ℃,过高会发生聚合反应,收率下降。

[4] 二甲苯加入量不能过多,否则用玻棒搅拌溶液时难以达到凝固状态,并且产物的产率明显下降。

【思考题】

1. 本实验的第一步醚化反应的机理是什么?

2. 普萘洛尔为何要转化为盐酸盐,成盐的机理是什么?

3. 简要解析盐酸普萘洛尔红外光谱图中主要吸收峰的归属?

4. 写出盐酸普萘洛尔对映异构体的分子结构?

Experiment 23　Synthesis of Aspirin

【The purpose】

1. Learn the preparation of aspirin and how to choose catalyst.

2. Master the basic technique in this experiment.

3. Master the acetylation reaction and its use on structural modification of drug substances.

4. Familiar with the re-crystallization, melting point determination, filtration and other basic operations.

【Experimental background】

　　The history of aspirin (IUPAC name acetylsalicylic acid) begins with its synthesis and manufacture in 1899. Before that, salicylic acid had been used medicinally since antiquity. Acetylation of the salicylic acid by acetic anhydride gives acetyl salicylic acid, named aspirin. With this structural modification, the side effects of original compound salicylic acid have been reduced, the pharmacological action spectrum has been extended. Aspirin sales revived considerably in the last decades of the twentieth century, and remain strong in the twenty-first with widespread use as a preventive treatment for heart attacks and strokes.

　　Aspirin is a kind of bifunctional compound which has a phenolic hydroxyl group and a carboxyl group. The phenolic hydroxyl groups can be esterified. In this experiment, aspirin is composed of salicylic acid (salicylic acid) by esterification with acetic anhydride. In this reaction, salicylic acid will react with acetic anhydride, under the catalyzing effect of concentrated sulfuric acid, and transformed into aspirin, and formed also one molecule of acetic acid. Following is the synthesis route:

【Reagent】

Salicylic acid (5.0 g, 0.036 mol), sulfuric acid, acetic anhydride (7 mL, 0.073 mol), sodium bicarbonate solution, hydrochloric acid, phenol, 33% ethanol, $FeCl_3$.

【Procedures】

Weigh 5.0 g of salicylic acid crystals and place them in a 100 mL flask. Add 7 mL of acetic anhydride, followed by 3 drops of concentrated H_2SO_4 from a dropper, and stir carefully. Heat the mixture gently on the hot water bath (50~60 ℃) for 30 minutes. Allow the flask to cool to room temperature, during which time the aspirin should begin to crystallize from the reaction mixture. Cool the mixture slightly in a cold water bath until crystallization has completed. When the flask is sufficiently cool, add 70 mL of deionized water and stir, collect the product by suction until the crystals are free of solvent.

Transfer the crude solid to a 250 mL beaker and add 40 mL of a saturated aqueous sodium bicarbonate solution. Stir the mixture until all signs (listen) of reaction have ceased. Filter the solution by suction filtration. Carefully pour 1:1 hydrochloric acid into the filtrate until pH=1.5 while stirring. The aspirin should precipitate. Filter the solid by suction filtration and wash the crystals well with cold water.

Transfer the crude solid to a 150 mL flask. Add 20 mL ethanol and heat gently until aspirin dissolves. Pour the mixture into 40 mL hot water (50~60 ℃) while stirring. Let the mixture stand on cooling to room temperature, the aspirin should recrystallize. Collect the product by suction on the Buchner funnel and wash the crystals with a few 33% ethanol. Test for the presence of unreacted salicylic acid using FeCl₃ solution as described below, dry the purified material. Weigh and calculate the percentage, then, determine its melting point (135~138 ℃).

Characterization of aspirin and its precursors: Let each of three test tubes containing 5 mL of water dissolve a few crystals of either phenol, salicylic acid or your crude product. Add a drop or two of 5% ferric chloride solution to each tube and note the color.

【Note】

[1] The reaction of acetylation needs to proceed on dry conditions. So, all apparatus and raw materials will be absolutely dried.

[2] At the first step of the reaction, the control of temperature and the dry reaction condition are two important factors directly concerning the success or fail of this reaction. Because, H_2SO_4 is a catalyst on the normal condition, but it ca become a strong oxidizing agent at the high temperature, and will transform salicylic acid into its oxidized product quinons which show yellow or dark color. So, a great attention must be pay for the optimal control of the reaction temperature under 60 ℃ and during the recrytalization.

【Questions】

1. When we prepare aspirin, the apparatuses used must be anhydrous, why?

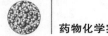

2. What is the purpose of the concd. H_2SO_4 used in the acetylation reaction? Whether can't it be added? Which substance may be used instead of H_2SO_4?

3. What side reaction will occur in this experiment?

4. Why is the polymeric by-product not soluble in sodium bicarbonate solution, while salicylic acid itself is soluble?

5. Are the acetylation of both phenolic hydroxyl and aromatic amine the same? What properties do the products contain after acetylation?

Experiment 24 Synthesis of Sodium Phenytoin

【The purpose】

1. To master the synthesis technique of sodium phenytoin.

2. To understand coenzyme chemistry, benzoin condensation, oxidation, benzilic acid rearrangement and some other reactions.

3. To learn the purification technique of sodium phenytoin.

【Experimental Background】

> Phenytoin is a hydantoin-derivative anticonvulsant. In this experiment, benzaldehyde is reacted with benzoin condensation, oxidation and cyclization reaction to product sodium phenytoin.

【Procedures】

1. Coenzyme Synthesis of Benzoin

$$2\ \text{C}_6\text{H}_5-\text{CHO} \xrightarrow{\text{Vit B1}} \text{C}_6\text{H}_5-\overset{\displaystyle O}{\overset{\|}{\text{C}}}-\underset{\text{OH}}{\overset{}{\text{CH}}}-\text{C}_6\text{H}_5$$

【Reagent】

Thiamine nitrate (2 g, 0.006 mol), 95% ethanol, NaOH, benzaldehyde (8 mL, 0.078 mol), hydrochloric acid, NaCl, active-carbon.

【Procedure】

> Dissolve 2 g of thiamine nitrate in about 4 mL of water in a 100 mL

round bottom flask equipped with a condenser for reflux. Add 12 mL of 95% ethanol and cool the solution by swirling the flask in an ice-water bath. Meanwhile, Place about 3.2 mL of 3M sodium hydroxide solution in a small test tube. Cool this solution in the ice bath also. Then add the cold sodium hydroxide solution to the thiamine solution over a period of about 10 minutes. Then adjust the solution to pH= 8~9 using 10% hydrochloric acid. Measure 8 mL of benzaldehyde and add it to the reaction mixture. Then heat the mixture gently on a steam bath at 65~70 ℃ for about 90 minutes. Allow the mixture to cool to room temperature, and then cool the mixture in an ice-water bath. If the product separates as an oil, reheat the mixture until it is once again homogeneous, and then allow it to cool more slowly than before. Scratching of the flask with a glass rod may be required.

Collect the product by vacuum filtration using a Buchner funnel. Wash the product with two 20mL portions of 10% ethanol.Weigh the crude product and then recrystallize it from 95% ethanol. Dry and weigh the product, calculate the percentage yield, and determine its melting point (M.P. 134~136 ℃).

【Note】

[1] The benzaldehyde used for this experiment must be free of benzoic acid. Benzaldehyde is oxidized easily in air. Don't expose it to the air too long when taking it.

[2] Thiamine is a heat sensitive reagent. It should be stored in a refrigerator when not in use. Since it may decompose on heating, you should take care not to heat the reaction mixture too vigorously.

【Question】

1. Why is sodium hydroxide added to the solution of thiamine nitrate? What is the theoretical quantity of NaOH? What reaction will occur and

what compound will produce if we use excess NaOH?

2. Theoretically, does benzoin have color?

2. Preparation of Benzil

$$\text{benzoin} \xrightarrow[\text{Cu}^{2+}]{\text{NH}_4\text{NO}_3} \text{benzil}$$

【Reagent】

Benzoin （3 g, 0.014 mol）, NH_4NO_3 （6.4 g, 0.08 mol）, CuSO4 （0.1 g）, 80% acetic acid （20 mL）.

【Procedure】

Put all the materials in a flask fitted with a reflux condenser, heat to reflux and keep refluxing for 2 hours. Allow to cool to the room temperature, a layer of oil forms on the surface. Rub the oil against the wall of the flask with a glass rod or introduce some crystal seed to induce crystallizing. Break the crystal then filter with suction on a Buchner funnel. Wash with water until the washings are neutral. Dry the crystal in infrared light. The yellow crystal can be used directly for the next step.

【Note】

[1] Using TLC to observe the procedure of the reaction.

3. Preparation of phenytoin or phenytoin Sodium

$$\xrightarrow{\text{OH}^-} \xrightarrow[\text{NaOH}]{\text{NH}_2\text{CONH}_2}$$

【Reagent】

Benzil (2 g, 0.009 mol), 15% NaOH (6 mL), urea (0.7 g, 0.0116 mol), 50% ethanol (10 mL)

【Procedure】

Equip a flask with a reflux condenser, heat directly; place all materials above sequent in it. Heat gently to reflux, keep refluxing for half an hour until the oil layer (benzil) disappears completely. Pour the reaction mixture into 60 mL of cold water, add a small amount of active-carbon, boil for several minutes allow to cool, and then filter with suction while hot. Adjust the filtrate to pH = 6, phenytoin precipitates. Filter with suction on a Buchner funnel. The solid is dissolved in a solution of 2 mL of 15% NaOH and 20 mL of water, add some active carbon and warm for three minutes with stirring. Filter as fast as possible while hot and wash with a small amount of hot water. Add 6 g of NaCl in the filtrate and warm to solve. Allow to cool with stirring, a white crystal (phenytoin sodium) forms. Filter with suction, press as dry as possible, then dry under reduced pressure.

Identification of phenytoin sodium:

1. The water solution of phenytoin (1 : 20) is basic to litmus.

2. Take about 0.1 g of phenytoin sodium, add 10 mL of distilled water, shake to solve, add 0.2 mL of $HgCl_2$ test solution, a white precipitate produces which will not solve in an ammonia solution.

【Note】

[1] Keep gentle reflux while refluxing.

[2] During preparing the sodium phenytoin, don't use too much water or filter repeatedly that will cause the loss of the product considerably.

[3] The insoluble compound that is filtered off is possibly the product of condensation of one molecule of benzil with 2 molecules of urea.

【Question】

1. Compare the condensation reaction in phenytoin preparation with that in barbitals, give out the common points and the differences.

2. Compare phenytoin sodium with phenobarbitone sodium, bring out the common points and differences of their chemical properties.

Experiment 25　Synthesis of Mandelic Acid

【The purpose】

1. To master the synthesis technique of mandelic acid.
2. To understand carbine chemistry and phase transfer catalyst reaction.
3. To learn the purification technique of mandelic acid.

【Experimental Background】

　　Mandelic acid, chemically known as (a)-hydroxyphenylacetic acid, is a racemate and usually an very important starting material for resolution to obtain (R)-mandelic acid and (S)-mandelic acid . (R)-Mandelic acid is mainly used as a key intermediate for the production of semisynthetic cephalosporins and penicillins, and also for the synthesis of other pharmaceuticals such as antitumour and antiobesity agents.

　　Mandelic acid is meanwhile white to light yellow crystal powde, and it is partly soluble in water, freely soluble in isopropyl and ethyl alcohol.

　　In this experiment, mandelic acid is synthesized from benzaldehyde with carbine (produced from chloroform) by using triethylbenzylammonium chloride (TEBA) and poly(ethylene glycol)-800 (PEG – 800) as a complex phase transfer catalyst. The synthetic route is as follows:

$$CHCl_3 \underset{}{\overset{OH^-}{\rightleftharpoons}} :CCl_2$$

Benzaldehyde + $:CCl_2$ $\xrightarrow[(2)\,H^+]{(1)\,NaOH,\,TEBA}$ Mandelic acid (with COOH and OH groups)

【Reagent】

Benzaldehyde (5.2 mL, 50 mmol), triethylbenzylammonium chloride (TEBA, 0.5 g, 2 mmol), CHCl$_3$ (8 mL, 99 mmol), poly(ethylene glycol)-800 (PEG-800, 0.22 g), 50% aq. NaOH (20 mL), Et$_2$O, toluene.

【Procedures】

To the mixture of the distilled benzaldehyde (5.2 mL), triethylbenzylammonium chloride (TEBA, 0.5 g), poly(ethylene glycol)-800 (PEG-800, 0.22 g) and CHCl$_3$ (8 mL) in 100 mL three-neck rockered flask at 60 ℃ under argon, 50% aq. NaOH (20 mL) was added dropwise in 1 h under vigorous irradiation, and the temperature of the reaction mixture should be kept at 60～65 ℃. After adding, the above mixture continued to react at 65～70 ℃ for 2 h under vigorous irradiation. Water (20 mL) was then added to the mixture, which was extracted by Et$_2$O (20 mL twice). The water phase was separated, collected, acidified the pH value to 1～2 by 50% aq. H$_2$SO$_4$, and extracted by Et$_2$O (20 mL three times). Subsequently, the organic phase was combined, dried over anhydrous Na$_2$SO$_4$, concentrated in vacuo and purified by recrystallization in toluene to give mandelic acid. Weigh the product, calculate the percentage yield, and determine its melting point (M.P. 120～122 ℃).

【Note】

[1] Benzaldehyde should be re-distilled before use.

[2] The rate of adding sodium hydroxide solution should not be too fast, otherwise benzaldehyde is prone to disproportionation.

【Questions】

1. In the literatures，are there any other methods for synthesizing mandelic acid?

2. What is the mechanism of the phase transfer catalytic reaction?

3. Does the mandelic acid molecule have a chiral center?

Experiment 26   Synthesis of Cinametic Acid

【The purpose】

1. To understand Williamson synthesis and Knoevenagel reaction.
2. To learn the physicochemical properties of cinnamic acid.

【Experimental Background】

Cinametic acid (3), chemically known as 3 –[4 –(2-hydroxyethoxy)– 3 – methoxy-phenyl]-2-propenoic acid, is a phenylacrylic acid cholagogue. In this experiment, vanillin (1) is used as raw material which is etherified with ethylene chlorohydrin and then condensated with malonic acid to give cinnamic acid. Following is the synthesis route:

$$\text{1} + \text{ClCH}_2\text{CH}_2\text{OH} \xrightarrow{\text{NaOH}} \text{2}$$

$$\xrightarrow{\text{CH}_2(\text{COOH})_2} \text{3}$$

【Reagent】

Vanillin (9.1 g, 0.06 mol), KI (1.2 g, 0.0077 mol), ethylene chlorohydrin ($\text{HOCH}_2\text{CH}_2\text{Cl}$) (9.6 mL, 0.143 mol), NaOH, malonic acid (2.5 g, 0.024 mol), pyridine, piperidine, hydrochloric acid.

【Procedures】

1. Synthesis of 3-methoxy－4－(2-hydroxyethoxy)-benzaldehyde (2)

In a 100 mL three-neck flask equipped with a stirrer, a thermometer and a dropping funnel, place 9.1 g of vanillin, 1.2 g of KI and NaOH solution (6 g NaOH in 30 mL water). Stir and heat the mixture to 70 ℃ on a hot-water bath, then add 9.6 mL of $HOCH_2CH_2Cl$ gently with dropping funnel (about 45 minutes finished). Rearrange dropping funnel for a reflux condenser. Stir and keep the mixture at 75~85 ℃ for 4 hours. When the reaction is finished, place the mixture into a refrigerator until the precipitate forms completely. Filter with suction and wash the product with ice-water until the washings are neutral. Dry the crystal in infrared light, weigh and calculate the yield.

2. Preparation of Cinametic Acid (3)

In a 100 mL three-neck flask equipped with a stirrer, a thermometer and a reflux condenser, place 2.5 g of malonic acid and 20 mL of pyridine. Stir the mixture, after the solid dissolved, add 3.92 g of 3-methoxy－4－(2-hydroxyethoxy)-benzaldehyde (2) and 1 mL of piperidine. Stir and keep the mixture at 80 ~100 ℃ for 2 hours. When reaction is finished, pour the mixture slowly into beaker containing ice and 20 mL of conc. HCl with stirring. Cool the mixture in an ice bath until the precipitates complete. Filtering and washing gives a grey product, which is then dried under infrared light and weighted. Calculate the yield and determine the melting point.

【Note】

[1] In the first step, after filter with suction and wash the product with ice-water, water-soluble impurities such as NaOH, KI

and NaCl produced can be removed.

[2] The reaction endpoint can monitored by TLC (Petroleum ether:ethyl acetate 3 : 1).

【Questions】

1. What is the purpose of adding KI to the reaction mixture?

2. What are the possible by-products of the first step?

3. Why piperidine should be added in the reaction process?

Experiment 27　Preparation of Nikethamide

【The purpose】

1. To learn the physicochemical properties of nikethamide.
2. To learn the the preparation of amides.

【Experimental Background】

Nikethamide, chemically known as N, N-diethylnicotinamide, is one of the respiratory central stimulants used in the treatment of respiratory failure in clinical practice. It can be synthesized from nicotinic acid by reactions with diethyl amine, phosphoric oxychloride and sodium hydroxide. The equation is as follow:

【Reagent】

Nicotinic acid(12.3 g, 0.100 mol), diethylamine(10.2 g, 0.139 mol), phosphorus oxychloride(8.4 g, 0.055 mol), sodium hydroxide solution, potassium hypermanganate solution（3 mL，0. 002 mol），decolorizing carbon，potassium carbonate solution，chloroform，calcium carbonate.

【Procedures】

In an 100 ml dry three-necked round-bottomed flask, are placed 12.3 g of nicotinic acid，10.2 g of diethylamine（Note 1）. Heat the flask slowly with swirling, until all the solid has been dissolved（Note 2）. After having been cooled down to 60 ℃, 8.4 g of phosphorus oxychloride（Note 3）is added dropwise to the flask at such a rate that keep the temperature is below 140 ℃. Then maintain the temperature at 135 ℃ for 2.5 hours. After cooling the mixture to 80 ℃, 12 mL of water is slowly added. When the temperature is below 55 ℃, add 20% sodium hydroxide solution until the pH is 6~7（Note 4）. Transfer the mixture into a separatory funnel, remove the aqueous layer, and place the organic layer to a 100 mL Erlenmeyer flask. Then dilute it with 10 mL of water, add 3 mL of 10% potassium hypermanganate solution, and shake it. Decolorize and filter the oxidized mixture with a funnel covered with decolorizing carbon（about 3 g）. Wash the filter cake with little water. Combine the washing liquor with the filtrate. Then add 10% potassium carbonate solution to make the pH=7. 5. Transfer the solution to a separatory funnel. Extract it with chloroform for 4 times（20 mL twice and 15 mL twice）, combine the chloroform, wash it with distilled water（Note 5）for 4 times（8 mL each）, and dry it over anhydrous calcium carbonate. The chloroform is removed by distillation under ordinary pressure and the residue is distilled under reduced pressure collecting the pale yellow distillate at 160~170 ℃/ 10~15mmHg, the yield of N, N-diethyl nicotinic amide is about 12.5 g.（M. P. 24~26 ℃, B. P.175 ℃/25 mmHg; 158~159 ℃/ 10 mmHg; 128~129 ℃/3 mmHg）.

【Note】

[1] Diethylamine and phosphorus oxychloride should be redistilled before use, and nicotinic acid should be dried under 80 ℃.

[2] If the solid dissolve, heating is left out.

[3] Phosphorus oxychloride liberates hydrogen chloride upon absorbing moisture. Keep it in a dry condition, and it had better be distilled in a hood.

[4] Keep the temperature below 60 ℃ during neutralization.

[5] Nikethamide is a drug. If it is washed with tap water, some impuities would be introduced.

【Questions】

1. What is the role of phosphorus oxychloride in the formation of amide?

2. Why do we use 10% potassium hypermanganate solution to wash the oil layer?

第四章

综合性实验

 实验二十八　吉非替尼(Gefitinib)的合成

【实验目的】

1. 了解吉非替尼合成的基本原理。
2. 掌握吉非替尼合成反应中的基本操作方法。
3. 熟悉吉非替尼及其中间体的理化性质。
4. 熟悉利用红外、核磁、质谱等分析手段对药物分子进行结构确证。
5. 掌握药物合成路线的比较与选择原则。

【背景材料】

　　吉非替尼是一种合成的苯胺喹唑啉化合物,又名易瑞沙(Iressa),是由阿斯利康公司开发的一种新型抗肿瘤药物。它是第一个用于实体瘤治疗的小分子蛋白酶氨酸激酶抑制类抗癌药物,其作用机制主要是通过抑制 EGFR 自身磷酸化而阻滞传导,抑制肿瘤细胞的增殖,实现靶向治疗。吉非替尼于 1994 年被发现,2002 年经日本厚省批准上市,2005 年正式批准在中国上市,临床上用于治疗局部晚期非小细胞癌或转移性非小细胞癌。吉非替尼化学名:N-(3-氯-4-氟苯基)-7-甲氧基-6-(3-吗啉-4-丙氧基)喹唑啉-4-胺,分子式:$C_{22}H_{24}ClFN_4O_3$,相对分子量:446.90,分子结构式如下:

本品为白色粉末,完全溶于二甲亚砜和冰醋酸,可溶于嘧啶,微溶于四氢呋喃、乙醇、甲醇、乙酸乙酯和乙腈。熔点:196～197 ℃。

【实验原理】

关于吉非替尼的化学合成方法已有多篇文献报道,这些方法主要可分为两大类。一是经由喹唑啉酮为中间体的合成法,该方法可从不同的原料出发先经环化反应得到喹唑啉酮中间体,再经 4 -位的氯代、氨化等反应得到目标产物。该过程中避免不了使用高污染的氯代试剂氯化亚砜或三氯氧磷,所得氯代产物较不稳定,且总收率较低;第二类方法是通过 Dimroth 重排反应构建喹唑啉母核。该方法避免了高污染氯代试剂的使用,且反应步骤较少,与第一类方法相比具有明显的优势。

本实验参考文献方法,以 3 -羟- 4 -甲氧基苯甲醛(异香草醛)为原料,首先将芳醛基转化为氰基,继续与(3 -氯丙基)吗啉(2)缩合,然后依次经历硝化、还原得到关键中间体 2 -氨基- 4 -甲氧基- 5 -[3 -(4 -吗啉基)丙氧基]苯腈(5),该中间体脒化后与 3 -氯- 4 -氟苯胺通过 Dimroth 重排环合反应构建了喹唑啉母核,制得吉非替尼。也可先将 3 -氯- 4 -氟苯胺脒化后得到(7),然后与中间体(5)经环合反应生成吉非替尼。该路线操作简单,且收率高。

【实验试剂】

3-羟基-4-甲氧基苯甲醛(20 g,0.131 mol),盐酸羟胺(11.04 g,0.159 mol),甲酸钠(16.64 g,0.245 mol),甲酸,乙酸乙酯,石油醚,饱和食盐水,无水碳酸钾(42.278 g,0.306 mol),碘化钾(8.629 g,0.052 mol),吗啡啉(35.0 mL,0.402 mol),THF,1-溴-3-氯丙烷(20 mL,0.203 mol),10%碳酸氢钠溶液,无水硫酸镁,DMF,硝酸,冰醋酸,氢氧化钠溶液,浓盐酸,连二亚硫酸钠(5.42 g,0.031 mol),二氯甲烷,无水硫酸钠,甲苯,DMF-DMA(N,N-二甲基甲酰胺二甲缩醛)(1.4 g,0.012 mol),甲醇,3-氯-4-氟苯胺 (1.7 g,0.012 mol),氨水,3-氟-4-氯苯胺席夫碱(3.511 g,0.018 mol)。

【实验方法】

（一）3-羟基-4-甲氧基苯甲腈（1）的合成

称取 3-羟基-4-甲氧基苯甲醛 20 g、盐酸羟胺 11.04 g、甲酸钠 16.64 g，量取甲酸 110 mL 于 250 mL 三口烧瓶中，搅拌加热至 100 ℃ 回流，回流反应 5 h，TLC 检测（乙酸乙酯：石油醚＝3:1）反应结束后，冷至室温。往反应后的混合物中加入饱和食盐水 100 mL，搅拌过滤，水洗涤滤饼（200 mL×3），过滤，烘干，称重得粉末固体约 16 g，灰白色粉末，熔点：130～132 ℃。

（二）（3-氯丙基）吗啉（2）的合成

在三口烧瓶中依次加入无水碳酸钾 26.028 g，碘化钾 8.004 g 以及搅拌子，再量取 35.0 mL 吗啡啉，100 mLTHF 于三口烧瓶中，溶液变为微黄色，电动搅拌下升温至 85 ℃，再量取 20 mL 的 1-溴-3-氯丙烷于滴液漏斗内，使 1-溴-3-氯丙烷缓慢滴入反应液，反应 6 h，溶液颜色渐渐变为乳白色。TLC（乙酸乙酯：石油醚＝1:1）跟踪反应进程，并用碘缸熏显色。实验结果处理：反应完全后，待反应液冷至室温，抽滤，滤饼用少量 THF 洗涤数次，合并滤液与洗液依次用 10% 碳酸氢钠溶液 100 mL，水（3×60 mL）洗涤，无水硫酸镁干燥，抽滤，最后减压蒸出滤液中的溶剂，得到橙黄色透明黏性液体[1]。

（三）4-甲氧基-3-[3-（4-吗啉基）丙氧基]苯腈（3）的合成

取本实验制备的 3-羟基-4-甲氧基苯甲腈（2）10 g，碳酸钾 16.25 g，碘化钾 0.625 g，（3-氯丙基）吗啉 11.525 g，DMF 65 mL，置于 250 mL 三口烧瓶，剧烈搅拌并加热至 80 ℃[2]，回流反应 6 h，TLC 检测（乙酸乙酯：石油醚＝1:1），反应完全后冷至室温。过滤反应液，滤液旋蒸除去 DMF，残留物用乙酸乙酯溶解，用无水硫酸钠干燥，过滤，蒸除乙酸乙酯得到棕色油状物。

（四）2-硝基-4-甲氧基-5-[3-（4-吗啉基）丙氧基]苯腈（4）的合成

在反应瓶中加入 70% HNO_3（10 mL）[3]，搅拌下于 45～50 ℃ 缓慢

滴加中间体化合物(3)(2.8 g,0.01 mol)的冰醋酸(50 mL)溶液,继续反应2~4 h。倒入冰水中,用50％氢氧化钠溶液调节pH＝9;析出大量沉淀,过滤,滤饼干燥得黄色固体,熔点130~134 ℃,TLC分析产物纯度(乙酸乙酯:石油醚＝1:5)。

(五)2-氨基-4-甲氧基-5-[3-(4-吗啉基)丙氧基]苯腈(5)的合成

称取制备得到的中间体化合物(5)5 g,置于100 mL三口烧瓶中,加入40 mL水,搅拌成浆状,加入连二亚硫酸钠5.42 g[4],继续搅拌加热至50 ℃[5],反应2 h,然后升温至70 ℃,滴加36％浓盐酸20 mL,反应20 min,冷至室温。反应液用40％氢氧化钠碱液调pH＝9,用二氯甲烷(60 mL×3)萃取,有机层用无水硫酸钠干燥,蒸除二氯甲烷得到棕褐色油状物。

(六)N-{2-氰基-5-甲氧基-4-[3-(3-吗啉基)丙氧基]苯基}-N,N-二甲基甲脒(6)的合成

在反应瓶中依次加入中间体化合物(5)(2.9 g,10 mmol),甲苯25 mL,冰醋酸0.3 mL及DMF-DMA(N,N-二甲基甲酰胺二甲缩醛)(1.4 g,12 mmol),搅拌下于105 ℃反应3 h(在反应中用分水器收集甲醇)。冷却至室温,减压蒸除甲苯得棕色液体,直接用于下一步反应。

(七)吉非替尼的合成(方法1)

在反应瓶中加入中间体(6)(3.5 g,10 mmol),冰醋酸35 mL和3-氯-4-氟苯胺(1.7 g,12 mmol),搅拌下于125~130 ℃反应4 h。冷却至室温,倒入冰水中,用氨水调至pH＝9,加乙酸乙酯100 mL,搅拌1 h,过滤得粗品。将粗品加入浓盐酸(10 mL)的甲醇(40 mL)溶液中,充分搅拌使其成白色悬浊液;过滤,滤饼用冷的甲醇(4 mL)洗涤,然后转移至置水(50 mL)中继续搅拌1 h;冰浴冷却,过滤,滤饼用冰水(5 mL)洗涤得白色固体;再将固体置于水中搅拌,用氨水调至pH＝8后析出固体,过滤,干燥得白色固体。

(八)吉非替尼的合成(方法2)

照合成步骤(六)方法,将氟氯苯胺溶于甲苯和醋酸并加入三口烧

瓶,升温至 105 ℃,搅拌回流下再加入 DMF-DMA,反应 3 h,减压蒸除甲苯得到 3-氟-4-氯苯胺席夫碱中间体(7)。

称取中间体化合物(5)3.103 g(0.010 mol),3-氟-4-氯苯胺席夫碱(7)3.511 g(0.018 mol),加入盛有 25 mL 冰醋酸的三口烧瓶中,搅拌下于 125~130 ℃反应 4 h,照合成步骤(七)方法进行后处理,得到吉非替尼产品。

(九) 吉非替尼的结构分析

取合成的吉非替尼产品,分别用红外光谱仪、质谱仪、核磁共振波谱仪等分析,并与文献值和对照图谱进行比较,确证合成的最终产物是否为目标药物分子。吉非替尼质谱数据:447.1[M+H]$^+$,氢核磁数据:^{1}H NMR(500 MHz,DMSO-d6)δ:1.987~2.014(m,2H,CH$_2$),2.393~2.480(m,4H,2×CH$_2$N),2.502~2.509(m,2H,CH$_2$N),3.574~3.592(m,4H,2×CH$_2$O),3.941(s,3H,CH$_3$),4.170~4.195(t,2H,CH$_2$O),7.205(s,1H,Ar-H),7.433~7.469(t,1H,Ar-H),7.779~7.807(m,2H,Ar-H),8.112~8.131(dd,1H,Ar-H),8.501(s,1H,Ar-H),9.565(s,1H,NH),氢核磁图谱参见图 3-17。

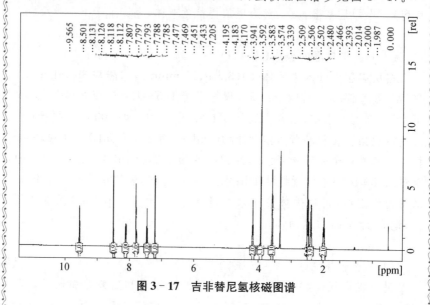

图 3-17 吉非替尼氢核磁图谱

【注解】

[1]（3-氯丙基）吗啉对空气和热敏感，容易降解，应放置冰箱保存。

[2]因为是固液两相反应，为了使反应充分进行，需要剧烈搅拌操作。

[3]也可用混酸室温下硝化，但是反应时间较长（大于 24 小时）。

[4]还原剂为保险粉（连二亚硫酸 $Na_2S_2O_4$），具有很强的还原性，发生氧化还原反应后，生成 Na_2SO_3，再继续反应则会得 Na_2SO_4。

[5]保险粉的还原速度极快，其在水的存在下分解速度也很快，因此剧烈搅拌十分必要。

【思考题】

1. 由苯甲醛合成苯腈的机理是什么？
2. 碘化钾在中间体（3）的合成中有什么作用？
3. 吉非替尼的合成（步骤七）中反复调节 pH 目的是什么？
4. 通过 Dimroth 重排反应构建喹唑啉母核的反应机理？
5. 如何对药物分子结构进行解析确证？
6. 如果吉非替尼产品纯度不高，可以采取哪些方法进行纯化？
7. 检索吉非替尼的其他文献合成方法，并与本实验中方法进行比较。

实验二十九　氯霉素(Chloramphenicol)的合成

【实验目的】

1. 了解溴化、Delepine 反应、乙酰化、羟甲基化、Meerwein-Ponndorf-Verley 羰基还原、水解、拆分、二氯乙酰化等反应的基本原理。
2. 掌握氯霉素合成反应中的基本操作与终点控制方法。
3. 熟悉氯霉素及其中间体的立体化学结构。
4. 了解借助结晶法拆分外消旋体的原理与方法，并熟悉相关基本操作。
5. 掌握借助旋光仪检测光学异构体质量的方法。

【背景材料】

氯霉素是 20 世纪 40 年代在青霉素、链霉素与金霉素之后发现的第 4 个得到临床应用的抗生素，也是第一个采用全合成的方法合成的一类抗生素，在伤寒及肠道感染等方面的显著疗效。氯霉素的化学名是：D-苏式-(-)-N-[α-(羟基甲基)-β-羟基-对硝基苯乙基]-2,2-二氯乙酰胺，分子式 $C_{11}H_{12}Cl_2N_2O_5$，分子量：323.13。氯霉素分子结构中有 2 个手性碳原子，通常有四种旋光异构体。其分子结构式为：

1R,2R(-)　　　　　　　　　1S,2S(+)

$$NO_2$$

$$H \blacksquare OH$$
$$H \blacksquare NHOCHCCl_2$$
$$CH_2OH$$
1S,2R(—)

$$NO_2$$

$$HO \blacksquare H$$
$$Cl_2CHCOHN \blacksquare H$$
$$CH_2OH$$
1S,2R(+)

在四个氯霉素的异构体中仅 $1R,2R$-(—)和 D-(—)-苏阿糖型有抗菌活性,为临床使用的氯霉素。氯霉素为白色或微黄色的针状、长片状结晶或结晶性粉末,味较苦,其熔点:149～153 ℃,易溶解于甲醇、乙醇、丙酮和丙二醇中,而微溶于水,其在乙酸乙酯中的比旋度为 $+25°\sim+25.5°$;在无水乙醇中的比旋度为 $+18.5°\sim+21.5°$。

【实验原理】

氯霉素的基本骨架是苯基丙烷,在制备氯霉素时,通常是以具有苯甲基结构的化合物为原料,通常是苯甲醛或对硝基苯甲醛;也可以用具有苯乙基结构的化合物,通常是苯乙酮,对硝基苯乙酮,苯乙烯和对硝基苯乙烯等。因为氯霉素结构式中有 2 个手性碳原子,如果制备方法不当,有可能会产生相等量的 4 个立体异构体。因此,以上述原料为起点,在增加 2 个或 1 个碳原子时,或构成基本骨架,或引入所需官能团时,都要考虑相应立体构型的问题。因此,首先要选择好合适的方法,确保产物必须是所需要的苏型异构体,然后对消旋体的拆分顺序与拆分方法进行研究。通过不对称合成的方法立体定向合成所期望的单一的光学异构体是今后有关氯霉素合成的主要研究方向。

对氯霉素立体构型问题的研究,应要注意如下几个方面:(1) 应尽量使用刚性结构的原料或中间体。因为使用有指定空间构型的刚体结构化合物发生反应时,不容易生成差向异构体。如在使用反式-溴代苯乙烯或反式-桂皮醇作为原料时,合成的氯霉素产物是苏型。(2) 充分借助空间位阻效应,例如在甘氨酸与对硝基苯甲醛反应生成 Schiff 碱,Schiff 碱再进行反应时,由于有立体位阻效应的影响,生成的主要产物是苏式异构体。(3)尽量使用具有立体选择性的试剂。例如使用异丙醇铝作为还原剂时,氯霉素中间体羰基被还原,在生成物中苏型异构体占主要部分;在用硼氢化钠作还原剂时,没有立体选择性。

本实验以对硝基苯乙酮为原料,溴化生成对硝基-α-溴代苯乙酮,与环六亚甲基四胺成盐后,以盐酸水解得对硝基-α-氨基苯乙酮盐酸盐,用乙酸酐乙酰化,再与甲醛缩合,羟甲基化得对硝基-α-乙酰氨基-β-羟基苯丙酮,以异丙醇铝还原得(±)苏阿糖型-1-对硝基苯基-2-乙酰氨基丙二醇,盐酸水解脱去乙酰基,以碱中和得(±)苏阿糖型-1-对硝基苯基-2-氨基丙二醇(氨基物),用诱导结晶法进行拆分,得 D(−)-苏阿糖型氨基物,最后进行二氯乙酰化即得氯霉素,合成路线:

$$O_2N-\!\!\!\!\bigcirc\!\!\!\!-COCH_3 \xrightarrow{Br_2} O_2N-\!\!\!\!\bigcirc\!\!\!\!-COCH_2Br \xrightarrow{(CH_2)_6N_4}$$

1

$$O_2N-\!\!\!\!\bigcirc\!\!\!\!-COCH_2(CH_2)_6N_4Br \xrightarrow[HCl,H_2O]{C_2H_5OH} O_2N-\!\!\!\!\bigcirc\!\!\!\!-COCH_2NH_2 \cdot HCl$$

2   3

$$\xrightarrow{乙酸酐} O_2N-\!\!\!\!\bigcirc\!\!\!\!-COCH_2NHCCH_3 \xrightarrow[C_2H_5OH]{HCHO} O_2N-\!\!\!\!\bigcirc\!\!\!\!-CO-CH(NHCOCH_3)CH_2OH$$

4   5

$$\xrightarrow{异丙醇铝} O_2N-\!\!\!\!\bigcirc\!\!\!\!-\overset{H}{\underset{OH}{C}}-\overset{NHCOCH_3}{\underset{H}{C}}-CH_2OH \xrightarrow[H_2O]{HCl} O_2N-\!\!\!\!\bigcirc\!\!\!\!-\overset{H}{\underset{OH}{C}}-\overset{NH_2 \cdot HCl}{\underset{H}{C}}-CH_2OH$$

6   7

$$\xrightarrow{15\%NaOH} O_2N-\!\!\!\!\bigcirc\!\!\!\!-\overset{H}{\underset{OH}{C}}-\overset{NH_2}{\underset{H}{C}}-CH_2OH \xrightarrow{拆分} O_2N-\!\!\!\!\bigcirc\!\!\!\!-\overset{H}{\underset{OH}{C}}-\overset{NH_2}{\underset{H}{C}}-CH_2OH$$

6   7

$$\xrightarrow{CHCl_2COOCH_3} O_2N-\!\!\!\!\bigcirc\!\!\!\!-\overset{H}{\underset{OH}{C}}-\overset{NHCOCHCl_2}{\underset{H}{C}}-CH_2OH$$

【实验试剂】

对硝基苯乙酮（5 g，0.030 mol），氯苯，液溴，乌洛托品（4.2 g，0.030 mol），盐酸，乙醇，乙酸酐，醋酸钠溶液，饱和的碳酸氢钠溶液，甲醛，铝片，无水异丙醇，无水三氯化铝，活性炭，15%的 NaOH 溶液，甲醇，二氯乙酸甲酯。

【实验方法】

（一）对硝基-α-溴代苯乙酮(1)的制备

取 250 mL 四颈瓶，装上搅拌器、100 ℃温度计、冷凝管与滴液漏斗[1~2]，加对硝基苯乙酮 5 g，加氯苯 37.5 mL，放于 25～28 ℃的水浴中搅拌让其溶解，再通过滴液漏斗滴加液溴 4.8 mL。首先滴加液溴 2～3 滴，反应液随即呈现棕红色，反应液在 10 min 内褪色变成橙色，此时表示反应已经开始，然后继续滴加剩余液溴，约在 1 h 左右加完，然后继续搅拌 1 h，保持水浴温度 25～28 ℃[3~4]。在反应完成后，用恒温水浴真空泵减压抽滤 30 min 左右，去除溴化氢[5]，得到对硝基-α-溴代苯乙酮氯苯溶液。

【注解 1】

[1] 应在冷凝管口上端装上气体吸收装置，以便吸收本反应中生成的溴化氢气体。

[2] 本反应中所有用到的仪器都必须干燥，试剂均应是无水。如仪器或试剂中混有少量水分将可能导致反应诱导期延长，如果水分过多，将有可能导致反应无法进行。

[3] 在反应过程中如果在滴加溴后 5 min 以上仍不反应，可以适当提高反应的温度，但反应不能超过 50 ℃，待反应开始后应要立即将温度降低到规定范围。

[4] 滴加液溴的速度不能太快，如果滴加速度过快或反应温度太高，不仅致使液溴积聚而容易逸出，且还可能有二溴化合物的生成。

[5] 反应完成后,生成的溴化氢要尽可能地除去,以免消耗下一步的六亚甲基四胺。

【思考题1】

1. 请用溴代反应机理说明在溴代反应的开始阶段有一段诱导期的原因? 怎样通过操作缩短诱导期的时间?

2. 在溴代反应中不能遇铁,如果反应中有铁将对反应有什么影响?

(二) 对硝基 α-溴代苯乙酮六亚甲基四胺盐(2)的制备

取 250 mL 的三口瓶,装上搅拌器和 100 ℃ 温度计[1],向三口瓶中加入上一步合成好的对硝基-α-溴代苯乙酮,继而加入氯苯 10 mL,在冰水浴中冷却至 15 ℃ 以下,边搅拌边加入六亚甲基四胺(乌洛托品)粉末 4.2 g,在加样时应将水浴温度控制在 28 ℃ 以下,加样完成后,将水浴温度调至 35～36 ℃,继续保温反应 45 min,检测反应终点[2]。在反应已经到达终点后要继续保持在 35～36 ℃ 下反应 20 min,得到对硝基-α-溴代苯乙酮六亚甲基四胺盐(简称成盐物),最后在冰水浴中冷却到 16～18 ℃,称量备用,放于冰箱中保存[3～4]。

【注解2】

[1] 本反应必须在无水条件下进行,因此,所有用到的仪器或原料都需要进行干燥,如果有水分则会导致产物分解,最后生成胶状物。

[2] 本反应中反应终点测定方法:取反应液 4～5 mL,过滤后取滤液 1 mL,加入 1 mL 4% 的六亚甲基四胺氯仿溶液,在 45 ℃ 下温热 3～4 min,如果不呈现浑浊,则表明反应已达终点。

[3] 本反应产物对硝基-α-溴代苯乙酮六亚甲基四胺盐暴露在空气中或在进行干燥时极易发生分解,因此制得的复盐应立即进行下一步的反应,制得复盐的保存不要超过 12 h。

[4] 复盐成品的熔点:118～120 ℃,超过 120 ℃ 将发生分解。

【思考题 2】

1. 对硝基-α-溴代苯乙酮与六亚甲基四胺生成的复盐物理性质如何？
2. 如何才能有效控制成盐反应的终点？原因是什么？

（三）对硝基-α-氨基苯乙酮盐酸盐(3)的制备[1]

向上一步制得的成盐物的氯苯溶液中加精制食盐 1.5 g[2]，再加浓盐酸 8.6 mL[3]，在冰水浴中冷却至 6~12 ℃[4]，充分搅拌 3~5 min，最后成盐物变成颗粒状，这时氯苯溶液将澄清分层，用分液漏斗分出氯苯，马上加入乙醇 18.8 mL，边搅拌边加热，在 0.5 h 后将水浴锅升温达到 32~35 ℃，继续保温反应 3 h。在冰水浴中冷却至 5 ℃ 以下，抽滤，将滤饼用玻璃棒转移到烧杯中，加蒸馏水 8.5 mL，在 32~36 ℃ 水浴中搅拌反应 30 min，再冰盐浴冷却到零下 2 ℃，过滤后，用 2~3 ℃ 的预冷的乙醇到 5~6 mL 洗涤后，压上滤纸抽干，得到对硝基-α-氨基苯乙酮盐酸盐(简称水解物)，其熔点为 250 ℃，称量备用。

【注解 3】

---

[1] 对硝基-α-溴代苯乙酮与六亚甲基四胺反应后将生成季铵盐，然后再在酸性条件下发生水解反应，生成对硝基-α-氨基苯乙酮盐酸盐，该反应称为 Delepine 反应。

[2] 本反应中加入精盐的目的是减小对硝基-α-氨基苯乙酮盐酸盐的溶解度。

[3] 在进行成盐物水解时要保持溶液有足够的酸度，因此，盐酸与成盐物的摩尔比要在 3 以上。如果盐酸用量不够将有可能生成醛的副反应发生，如 Sommolet 反应，同时对硝基-α-氨基苯乙酮游离碱本身也不太稳定，也可发生双分子的缩合反应，然后再在空气中可以氧化生成紫红色的吡嗪类化合物。此外，为了保持水解液能有足够的酸度，加样时，要先加盐酸再加乙醇，以防止生成醛的副反应发生。

[4] 在本反应中因温度过高也容易导致副反应的发生，导致醛类副产物的生成。

【思考题3】

1. 本实验中 Delepine 反应时为何一定要先加盐酸再加乙醇,如果将顺序进行颠倒,会有怎样的结果出现?

2. 本反应的产物对硝基-α-氨基苯乙酮盐酸盐是强酸弱碱盐,反应中必须保持足够的酸度,如果酸度不够将对反应结果有什么影响?

（四）对硝基-α-乙酰胺基苯乙酮(4)的制备

取 250 mL 四颈瓶,装上搅拌器、回流冷凝器、100 ℃温度计和滴液漏斗,加入上一步制得的对硝基-α-氨基苯乙酮盐酸盐,再加水 10 mL,在搅拌均匀后在冰水中冷却到 0～5 ℃。边搅拌边加乙酸酐 4.5 mL[1]。另量取 40%的醋酸钠溶液 14.5 mL,通过滴液漏斗滴入反应液中,反应时间为 30 min 左右,滴加时要保证反应温度不得超过 5 ℃。滴加完毕后,升高温度到 14～15 ℃,继续搅拌 1 h,在此期间反应液的 pH 值应始终保持在 3.5～4.5,反应后再补加乙酸酐 1 mL,搅拌 10 min,测定反应终点。如反应已达到终点[2],应立即过滤,将滤饼用冰的蒸馏水搅拌制成糊状,再过滤,用饱和的碳酸氢钠溶液中和多余的酸,调节 pH＝7.2～7.5,再进行抽滤,然后用冰蒸馏水洗至中性,压滤纸抽干,就得到淡黄色的晶体(简称乙酰化物)[3],用熔点测定仪测定熔点:161～163 ℃。

【注解4】

[1] 该反应必须在 pH 值是 3.5～4.5 的酸性条件下才能进行,因此在加样时必须先加乙酸酐,再加醋酸钠溶液,加样顺序不能够颠倒。

[2] 该反应终点测定方法:取反应液 2～3 mL,加入饱和的 $NaHCO_3$ 溶液中和至溶液呈碱性,于 40～45 ℃下水浴加热 30 min,溶液不呈现红色,表明反应已达终点,如果反应没有达到终点,可以补加适量的乙酸酐与醋酸钠溶液继续进行酰化。

[3] 乙酰化产物遇到光后容易变成红色,要避光保存。

【思考题 4】

1. 在乙酰化反应时为何要先加乙酸酐再加醋酸钠溶液,加样顺序为何不能颠倒?

2. 该反应中乙酰化反应的终点如何才有准确控制,反应原理是什么?

（五）对硝基-α-乙酰胺基-β-羟基苯丙酮(5)的制备

取 250 mL 的三口瓶,装上搅拌器、回流冷凝管和 100 ℃ 温度计,加入上一步得到的对硝基-α-乙酰胺基苯乙酮的乙酰化物,加入乙醇 7.5 mL,甲醛 2.2 mL[1],充分搅拌混匀,再用 NaHCO₃ 饱和溶液调节溶液 pH＝7.2～7.5[2]。边搅拌边缓慢升温,在 40 min 左右达到 32～35 ℃,然后继续升温加热,升温到 36～37 ℃[3],保温反应,直到反应完全,然后在冰水浴中迅速冷却至 0 ℃,过滤,用 15 mL 冰水分三次洗涤滤渣,然后抽滤,40 ℃ 干燥,得对硝基-α-乙酰胺基-β-羟基苯丙酮(简称缩合物)[4],熔点:166～167 ℃。

【注解 5】

[1] 甲醛的用量对本反应也有明显的影响,如果甲醛加入量过多,亦有利于乙酰化物与两分子甲醛的双缩合物的生成;如果甲醛加入量太少,可能将导致一分子甲醛和两分子乙酰化物缩合。

$$O_2N-\!\!\!\!\bigcirc\!\!\!\!-COCH_2NHCOCH_3 \xrightarrow{HCHO} \begin{array}{c} O_2N-\!\!\!\!\bigcirc\!\!\!\!-COCHNHCOCH_3 \\ | \\ CH_2 \\ | \\ O_2N-\!\!\!\!\bigcirc\!\!\!\!-COCHNHCOCH_3 \end{array}$$

[2] 本反应在碱性催化下,溶液 pH 值不能太高,pH 值以 7.2～7.5 较为适宜。pH 值过低可能导致反应无法进行,pH 值如果大于 7.8,乙酰化物则可能与两分子甲醛形成双缩合物。

$$O_2N-\!\!\!\!\bigcirc\!\!\!\!-COCH_2NHCOCH_3 \xrightarrow{2HCHO} O_2N-\!\!\!\!\bigcirc\!\!\!\!-\begin{array}{c} CH_2OH \\ | \\ COCNHCOCH_3 \\ | \\ CH_2OH \end{array}$$

[3] 如果反应温度太高也有可以导致双缩合物的生成,甚至有可能导致产物脱水而生成烯烃。

[4] 该反应终点的测定:取玻璃棒蘸上少许反应液滴到载玻片上,加 1 滴蒸馏水进行稀释,然后放于显微镜下进行观察,如果只发现有羟甲基化合物的方块晶体,找不到乙酰化物的针晶,表明反应已达反应终点,本反应时间约为 3 h。

【思考题5】

1. 在本反应中影响羟甲基化反应的主要因素有哪些? 如何才能有效控制反应的发生?

2. 在羟甲基化反应中为什么要用 $NaHCO_3$ 作为碱催化剂? 能不能用 $NaOH$ 作为碱催化剂,原因是什么?

3. 在羟甲基化反应中如何有效控制反应的终点?

（六）异丙醇铝的制备

取 250 mL 三口瓶[1],装上搅拌器、回流冷凝管与 100 ℃温度计,向三口瓶中按下列顺序加入反应物,加剪碎的铝片 1.3 g,加无水异丙醇 32 mL,最后加无水三氯化铝 0.15 g,将三口瓶放于油浴上回流加热[2~3],直到铝片全部溶解,缓慢冷却至室温,保存备用。

【注解6】

[1] 本反应中用到的所有仪器与试剂均应完全干燥。

[2] 在进行回流反应时,要密切注意反应发生的情况,如反应过于剧烈,必须撤去油浴锅,在必要时应放于冷水中适当降温。

[3] 如果反应物无水异丙醇和无水三氯化铝质量较好,铝片也剪得比较细,反应将进行得很快,1.5~2 h 内就可以完成。

【思考题6】

三氯化铝在制备异丙醇铝中的作用是什么?

（七）DL-苏阿糖型-1-对硝基苯基-2-氨基-1,3-丙二醇(6)的制备

向通过上一步制得有异丙醇铝的三口瓶中加入无水三氯化铝 0.7 g，水浴加热至 44～46 ℃，充分搅拌 30 min，然后降温到 30 ℃，加入对硝基-α-乙酰胺基-β-羟基苯丙酮缩合物 5 g，然后继续缓慢进行加热，控制在 30 min 内升温至 58～60 ℃，继续反应 3～4 h。然后在冰水浴中冷却至 10 ℃以下，缓慢滴加浓盐酸 35 mL[1]，加完后，继续加热到 70～75 ℃，水解反应 2 h，在最后 0.5 h 时应加入活性炭 3～5 g 进行脱色，然后趁热进行过滤，在滤液冷却到 5 ℃以下时，析晶 1 h，然后过滤析出的晶体，加 5 ℃下预冷后的 20% 盐酸 8 mL 进行洗涤[2]，然后将固体生成物溶解于约 12 mL 的水中，再加热到 45 ℃，缓慢滴加 15% 的 NaOH 溶液调节 pH＝6.5～7.6[3]，然后过滤，滤液继续再用 15% 的 NaOH 溶液调节到 pH＝8.4～9.3[4]，在冰水浴中冷却至 5 ℃以下，析晶 1 h，再进行抽滤，用 3～5 mL 冰的蒸馏水进行洗涤，40 ℃干燥，得 DL-苏阿糖型-1-对硝基苯基-2-氨基-1,3-丙二醇(DL-氨基物)，用熔点测定仪器测定其熔点，生成物熔点：143～145 ℃。

【注解7】

[1] 本反应在滴加浓盐酸时反应液的温度将可能迅速上升，应严格控制反应温度不得超过 50 ℃。反应中滴加浓盐酸是促进乙酰化物发生水解，脱去乙酰基，生成 DL-氨基物盐酸盐，在反应液中盐酸的浓度大致在 20% 以上，这时 Al(OH)3 变成了可溶性的 AlCl3-HCl 复合物，但 DL-氨基物盐酸盐在 50 ℃以下其溶解度较小，因此可以采用过滤的方法除去铝盐。

[2] 用 20% 的盐酸进行洗涤的目的是除去附着于沉淀上的铝盐。

[3] 用 15% NaOH 溶液调节反应液 pH 值，使 pH＝6.5～7.6，这样可以使残留的铝盐生成 Al(OH)3 的絮状沉淀，再采用过滤的方法除去。

[4] 还原反应后得到的产物中除有 DL-苏阿糖型异构体外，还有少量的 DL-赤藓糖型异构体存在，但 DL-赤藓糖型异构体的碱性比

> DL-苏阿糖型异构体强,并且含量较少,当溶液中 pH＝8.4～9.3 时,
> DL-苏阿糖型异构体将会游离析出,而 DL-赤藓糖型异构体则留在母
> 液中,从而可以将两者过滤分离。

【思考题7】

1. 本反应中制备异丙醇铝时主要要注意哪些方面?

2. 米尔魏因-庞多夫-韦莱(Meerwein-Ponndorf-Verley)还原反应中加
$AlCl_3$的作用是什么?

3. 本反应中异丙醇铝-异丙醇还原 DL-对硝基-α-乙酰胺基-β-羟基
苯丙酮时,主要生成 DL-苏阿糖型氨基物的原因是什么?

4. 本反应中 1-对硝基苯基-2-乙酰氨基-1,3-丙二醇水解脱乙酰基
时,为什么要用盐酸而不用氢氧化钠进行水解? 发生水解后产物为何要用
20％的盐酸进行洗涤?

5. 氨基醇的盐酸盐在进行碱化时为何要进行二次碱化?

（八）D-（-）-1-对硝基苯基-α-氨基-1,3-丙二醇(7)的制备

1. 拆分

取 250 mL 三口瓶,装上搅拌器和 100 ℃温度计,向三口瓶中加入
DL-氨基物 2.6 g,加入 L-氨基物 1.1 g,加入 DL-氨基物盐酸盐
8.2 g[1],加入蒸馏水 39 mL,充分搅拌后,放于恒温水浴锅进行加热,保
持水浴温度在 61～63 ℃,反应 20 min,让固体充分溶解[2],然后在室温
下缓慢自然冷却到 45 ℃,溶液中开始有晶体析出。然后缓慢冷却至
29～30 ℃[3],这个过程约 60 min,然后进行抽滤,再用 70 ℃的热蒸馏水
3 mL 左右进行洗涤,压上滤纸抽干,50 ℃干燥,就得到微黄色的结晶
（是粗的 L-氨基物）,用熔点测定仪器测定其熔点,生成物熔点:157～
159 ℃。再向滤液中再加 DL-氨基物 2.1 g,按上面同样的操作,得到
粗 D-氨基物。

2. 精制

向 100 mL 烧杯中加入 D 型或 L 型氨基物 2.2 g,再加 1 mol/L 的
稀盐酸 12.5 mL,然后加热至 30～35 ℃使其溶解,然后加入活性炭 2～3 g

进行脱色,然后趁热进行过滤,滤液用 15% 的 NaOH 溶液调节 pH＝9.3,这时有晶体析出。再在 30~35 ℃下保温 10 min,然后抽滤,用 8~10 mL 蒸馏水洗涤到最后滤液呈中性,抽滤,40 ℃干燥,得到白色结晶,用熔点测定仪器测定其熔点,生成物熔点:160~162 ℃。

3. 旋光测定

精密产物 2.4 g,放于 100 mL 的锥形瓶中,加入 1 mol/L 的盐酸(盐酸可以不标定)至刻度,按照旋光度测定法测定,其旋光度应为(＋)/(—)1.36°~(＋)/(—)1.40°。(具体步骤参照《中国药典》2015 版二部附录)

根据旋光度计算产物含量:含量% ＝（100×α）/（2×2.4×29.5）×100%

其中:α 是旋光度;29.5 是换算系数;2 是管长(按通常是 2dm 计算);2.4 是样品的百分浓度。

【注解8】

[1] DL -氨基物盐酸盐的制备:在 250 mL 的烧杯中放入 DL -氨基物 15 g,边搅拌边加入 20% 盐酸 19.5 mL(浓盐酸只需 11 mL,加水 8.5 mL)。加样完成后,放于恒温水浴中加热到样品完全溶解,放于室温下,让其自然冷却,当有固体析出时应用玻璃棒连续缓慢搅拌,以防止产物结块,加速晶体的析出。最后在冰水浴中冷却到 5 ℃,放置 45 min,然后过滤,滤饼用 95% 的乙醇进行洗涤,40 ℃干燥,即得到 DL -氨基物盐酸盐。

[2] 反应中固体必须要全部溶解,否则会导致晶体提前析出。

[3] 本反应要严格控制降温的速度,并仔细地观察晶体的初析点与全析点,在正常的情况下晶体的初析点是 45~47 ℃。

【思考题8】

药物分子的手性结构对其生物活性有什么影响?

（九）氯霉素的制备

取 100 mL 的三口瓶[1]，装上搅拌器、回流冷凝器和 100 ℃的温度计，向三口瓶中加入 D－氨基物 2.2 g、甲醇 5 mL 和二氯乙酸甲酯 1.5 mL[2~4]，在 60～65 ℃的恒温水浴锅中连续搅拌反应 45 min，随后加入活性炭 0.5 g，在 60～65 ℃下保温脱色 3 min，这时趁热进行过滤，然后以每分钟约 1 mL 的速度向滤液中滴加蒸馏水，直至有结晶析出时就停止加入水，室温放置 1～2 min，继续加完剩余蒸馏水，前后蒸馏水用量共 30 mL 左右。室温下冷却，放置 30 min 后，进行抽滤，滤饼用约 4 mL 蒸馏水洗涤二次，再压滤约抽干，固体放于 105 ℃下干燥，最后得到氯霉素，用熔点测定仪器测定其熔点，氯霉素熔点：149.5～153 ℃。

【注解 9】

[1] 本反应必须要在无水的条件下进行，如果容器或反应物带水，二氯乙酸甲酯将水解成二氯乙酸，其再与氨基物成盐，导致反应无法进行。

[2] 二氯乙酰化除了可以用二氯乙酸甲酯作为酰化剂以外，二氯乙酸胺、二氯乙酸酐和二氯乙酰氯都可以作为酰化剂，但是采用二氯乙酸甲酯时成本较低，酰化效率最高。

[3] 二氯乙酸甲酯的质量将直接影响到产品的质量，如果反应物中有一氯或三氯乙酸甲酯存在，它们也能与氨基物发生酰化反应，形成的副产物将可能带入产品中，导致熔点偏低。

[4] 二氯乙酸甲酯的用量应要稍微多于理论用量，部分用以弥补因为有少量水分而发生水解产生的损失，这样可以确保反应完全发生。

【思考题 9】

1. 生产上为何采用二氯乙酸甲酯作为酰化试剂发生酰化反应？

2. 在酰化反应中二氯乙酸甲酯的质量与用量对产物有什么影响？

3. 请从原料、反应原理与操作过程等方面对本反应中生产氯霉素的合成路线与其他有关氯霉素的合成路线进行比较。

（十）结构确证

1. 采用红外吸收光谱法检测法与标准氯霉素图谱比较法，标准红外图谱见图 3-18。

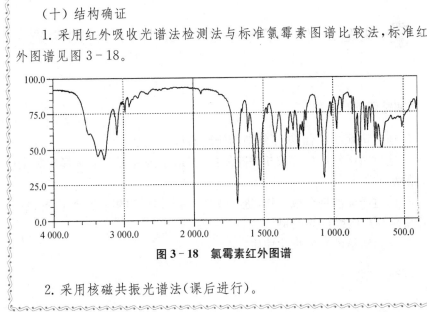

图 3-18　氯霉素红外图谱

2. 采用核磁共振光谱法（课后进行）。

实验三十　诺氟沙星(Norfloxacin)的合成

【实验目的】

1. 通过诺氟沙星合成,了解新药研制的基本过程。

2. 通过对诺氟沙星合成相关路线的比较,掌握在工业上选择实际生产工艺的基本要求。

3. 通过诺氟沙星合成操作,进一步理解相关反应的特点、反应的机制、操作要求与反应终点的控制。

4. 熟悉诺氟沙星的理化性质。

【背景材料】

诺氟沙星,是属于第三代喹诺酮类抗菌药物,其具有抗菌谱广、抗菌作用强、生物利用度高、组织渗透性好,与其他抗菌素无交叉耐药性和副作用较小等特点,特别是对革兰阴性菌有强杀菌作用,在临床上主要用于泌尿道感染、胆道感染和胃肠道感染的治疗,并且疗效显著。化学名是:1-乙基-6-氟-1,4-二氢-4-氧代-7-(1-哌嗪基)-3-喹啉羧酸,又名氟哌酸,分子式:$C_{16}H_{18}FN_3O_3$,分子量:319.24,分子结构式为:

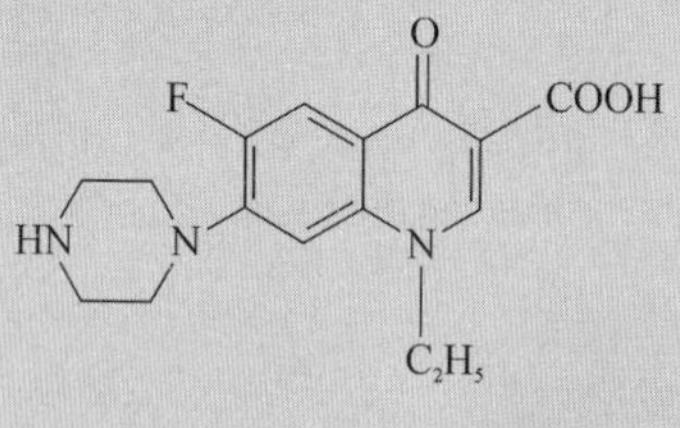

诺氟沙星是白色至淡黄色的结晶性粉末,几乎没有臭,味道微苦,熔点:218~224 ℃,在空气中能够吸收水分,遇到光颜色将变深,不溶于水,也难溶于乙醇,易溶解于冰醋酸或氢氧化钠溶液。

【实验原理】

目前国内诺氟沙星生产的工艺路线为:用3-氯-4-氟苯胺作为原料,通过其与乙氧基甲叉丙二酸二乙酯(EMME)进行缩合,然后再经环化形成喹啉环,继续经过乙基化与水解反应,最后与无水哌嗪缩合而制得诺氟沙星。这条合成工艺主要问题是:水解产物在直接与无水哌嗪进行缩合反应时,大约会有25%左右的6位上的氟会被哌嗪取代而生成没有抗菌活性的副产物,从而影响诺氟沙星的总收率与产品的质量。

诺氟沙星的制备方法很多,按不同原料与路线可以划分出10多种。近几年来,许多新的技术在诺氟沙星生产中得到了应用,例如在无水哌嗪缩合反应,采用硼螯合物的方法收率较高,产品的质量较好。具体方法是直接采用乙基化产物与乙酸酐、硼酸反应生成硼配合物,然后再与无水哌嗪缩合、水解得到目标产物,这样可以避免6位上的氟被哌嗪取代而生成副产物,合成路线如下:

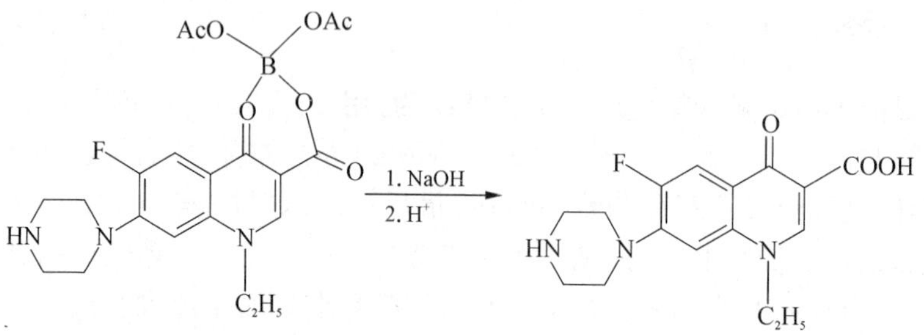

【实验试剂】

硝酸,浓硫酸,邻二氯苯(10 mL,0.088 mol),氯化钙,二氯硝基苯,DMF,无水氟化钾,铁粉,氯化钠,浓盐酸,原甲酸三乙酯(39 g,0.263 mol),ZnCl$_2$,乙酸酐,丙二酸二乙酯,甲苯,丙酮,无水碳酸钾,DMF,溴乙烷,乙醇,氢氧化钠,无水哌嗪,吡啶,氯化锌,硼酸,无水氟哌嗪,二甲亚砜(DMSO)。

【实验方法】

(一) 3,4-二氯硝基苯(1)的制备

取四颈瓶,装上搅拌器、回流冷凝器、100 ℃温度计和滴液漏斗,向四颈瓶中先加入硝酸 10 mL[1],继而在水浴冷却下,缓缓滴加浓硫酸 10 mL,严格控制滴加速度,让温度保持在 50 ℃以下,在滴加完成后,换成滴液漏斗,水浴加热保持 40～50 ℃[2],向四颈瓶内滴加邻二氯苯 10 mL,40 min 内滴完,然后升温至 60 ℃,反应 1.5 h,待静止分层后,量取上层油状液体,将其倾入 5 倍量的水中,充分搅拌,有晶体析出,放置 30 min,然后过滤[3],用 3～5 mL 水洗至 pH=6～7,在真空下进行干燥[4],称量产物重量,计算产率。

【注解 1】

[1] 本反应是采用混酸进行硝化,加入硫酸可以有效防止副反应的发生,并且可以增加被硝化物的溶解度;硝酸变成 NO$_2^+$,是硝化剂。

[2] 硝化反应必须达到40 ℃才能发生反应,如果低于这个温度,滴加混合酸将会导致大量的混酸发生聚集,如果反应发生引发,聚集的混酸将会使反应的温度急速升高,导致许多副产物的生成,因此滴加混酸时应要调节反应的滴加速度,严格控制反应温度在40~50 ℃之间。

[3] 按照上述方法得到的产物纯度已经足够用于下一步的反应,如果要得到更纯的产品,可以通过水蒸气蒸馏或减压蒸馏的方法。

[4] 3,4-二氯硝基苯的熔点:39~41 ℃,不能用红外灯或烘箱进行干燥。

【思考题1】

1. 药物合成中硝化试剂有多种,请举出3种并简要说明他们各自的特点。

2. 在配制混酸时能否将浓硝酸加入浓硫酸中去? 原因是什么?

3. 在本反应中如何进行反应终点的检测?

(二) 4-氟-3-氯硝基苯(2)的合成

取四颈瓶,装上搅拌器、回流冷凝器、200 ℃温度计和装有氯化钙的干燥管[1],向四颈瓶中加入二氯硝基苯、二甲基亚砜和无水氟化钾,回流加热缓慢升温到194~198 ℃[2],然后在此温度下快速搅拌反应1~1.5 h,再在室温下冷却至50 ℃左右,继续加入75 mL水,然后充分搅拌,将反应液倒入分液漏斗中,静置后将会分层,用分液漏斗分出下层油状物。安装好水蒸气蒸馏装置,进行水蒸气蒸馏[3],就可得淡黄色固体,然后过滤,用4~5 mL水洗至中性,进行真空干燥,得到4-氟-3-氯硝基苯。

【注解2】

[1] 氟化反应中是绝对的无水反应,所有用到的仪器和药品必须完全无水,即使有少量水将会导致收率大大下降。

[2] 为了确保反应液是无水状态,可以在刚回流时就蒸出少量的二甲亚砜,这样可以将反应液中的少量水分带出来。

[3] 在进行水蒸汽蒸馏时,只用少量冷凝水进行冷凝,如果用的冷凝水过多将导致4-氟-3-氯硝基苯发生固化,从而堵塞冷凝管。

【思考题2】

1. 请指出在本反应中能有效提高反应收率的关键步骤。
2. 如果将反应时间进一步延长得到的产物是什么?
3. 残留在水溶液中的二甲亚砜怎么样回收?

(三)4-氟-3-氯苯胺(3)的制备

取三口烧瓶,装上搅拌器、回流冷凝器、200 ℃温度计,依次加入铁粉[1]、水、氯化钠和浓盐酸,边搅拌边加热到100 ℃,活化10 min[2],随后降温到85 ℃,然后进行快速搅拌[3],加入上一步得到的二分之一的4-氟-3-氯硝基苯,然后又将温度升高至95 ℃,反应10 min后,再加入剩下的二分之一的4-氟-3-氯硝基苯,于95 ℃下保温反应1.5～2 h。然后装上水蒸气蒸馏装置,进行水蒸气蒸馏[4],向馏出液中加冰的蒸馏水,让产物固化完全,然后过滤,产品于30 ℃下干燥[5],得到4-氟-3-氯苯胺,熔点:44～47 ℃。

【注解3】

[1] 在实验室进行胺的制备时通常是在有盐酸或乙酸存在的情况下,用铁粉还原硝基化合物来制得。这种方法原料来源便宜,操作也较为简便,产率稳定,适合于进行工业化生产。

[2] 原料铁粉由于其表面上有一层氧化铁的保护膜,必须经过活化后才能使用,铁粉的粗细以60目较为合适。

[3] 由于铁粉密度大,如果搅拌速度过慢则不能将铁粉有效搅拌均匀,将可能在烧瓶下部结成块,最终影响产率,因此本反应必须进行剧烈搅拌。

[4] 进行水蒸气蒸馏时应控制冷凝水的流速,不能过快,否则将导致 4-氟-3-氯苯胺固化而堵塞冷凝管。

[5] 4-氟-3-氯苯胺的熔点比较低,为 40~43 ℃,因此必须在低温下进行干燥。

【思考题 3】

1. 在本反应使用的铁粉是硅铁粉,即含有少量的硅,能否用纯铁粉进行实验?

2. 请举出 3 种其他用于还原硝基化合物成胺的还原剂,并简述他们各自的优缺点。

3. 在这一步反应中如何才能有效检测反应的终点?

4. 在本反应中加原料时为什么要分步进行?

5. 请举出 2 种除水蒸气蒸馏以外的其他的后处理方法,并简述其特点。

（四）乙氧基-次甲基丙二酸二乙酯（EMME）的制备

取四颈瓶,装上搅拌器、200 ℃温度计、滴液漏斗与蒸馏装置,向加入四颈瓶中加入原甲酸三乙酯 39 g,ZnCl₂ 0.05 g[1],边搅拌边加热,然后升温至 120 ℃,以蒸出乙醇。随后降温到 70 ℃,然后在 70~80 ℃内再次滴加原甲酸三乙酯 10 g 及 10 mL 乙酸酐,滴加速度均匀,并在 0.5 h 内滴加完成。随后升温至 152~156 ℃继续保温反应 1.5~2.0 h,然后冷却降温到室温。将反应液倒入圆底烧瓶中,真空减压回收原甲酸三乙酯[2~3],原甲酸三乙酯在 5333Pa 下沸点是 70 ℃,随后冷却至室温,换油泵进行减压蒸馏,在 666.6 Pa 下收集 20~140 ℃的馏分,得产物乙氧基-次甲基丙二酸二乙酯。

【注解 4】

[1] 本反应是缩合反应,ZnCl₂ 是 Lewis 酸,在本反应中是催化剂。

[2] 本反应中减压蒸馏的真空度要达到 666.6 Pa 以上,才可以蒸馏

出产物,如果真空度太小,蒸馏温度高,将导致产率下降。

[3] 回收原甲酸三乙酯时也可以进行常压蒸馏,但要收集 140~150 ℃的馏分,这样蒸出的原甲酸三乙酯才可以重复使用。

【思考题 4】

1. 在进行减压蒸馏时应注意哪些方面? 如不按操作规程进行,将可能产生哪些后果?

2. 在本反应中所使用的 Lewis 酸除 ZnCl₂ 外,还有哪些催化剂可以替代使用?

(五)7-氯-6-氟-1,4-二氢-4-氧喹啉-3-羧酸乙酯(4,环合物)的制备

取三口烧瓶[1],装上搅拌器、回流冷凝器和 200 ℃ 温度计,依次向三口烧瓶中加入 4-氟-3-氯-苯胺 7.5 g 和 EMME 12 g,在快速搅拌下加热至 120 ℃,于 120~130 ℃下保温反应 1.5~2 h,静放,冷却至室温,然后将回流装置改成蒸馏装置,向油浴锅中加入石蜡油 80 mL,加热至 260~270 ℃[2~4],有大量的乙醇生成,继续加热 30 min,回收乙醇,随后冷却到 60 ℃以下,过滤,滤饼分别用甲苯和丙酮冲洗至灰白色,60 ℃干燥,测熔点:297~298 ℃,并计算收率。

【注解 5】

[1] 本反应是无水反应,所有用到的仪器均应干燥,严格按无水反应操作进行,否则将会导致 EMME 分解。

[2] 环合反应的温度必须要控制在 260~270 ℃,为了避免温度超过 270 ℃,也可以在将要达到 270 ℃时进行缓慢加热。在反应开始后,反应液变得黏稠,为了避免局部过热,应要快速搅拌。

[3] 该环合反应是典型的 Could-Jacobs 反应,考虑苯环上的取代基的定位效应与空间效应,3-位氯的对位远比邻位活泼,但也不能忽略邻

位的取代。反应条件控制不当,便会按下式反应形成反环物:

[4] 为了减少反环物的生成,应要注意如下几个方面:(1) 如果反应温度过低,有利于反环物的生成。因此,反应温度要快速地达到 260 ℃,并且要保持在 260~270 ℃。(2) 如加大溶剂的用量可以减少反环物的生成。从节约原料的角度来考虑,溶剂和反应物的用量比以 3∶1 较为合适。

【思考题 5】

1. 请以图示法写出 Could-Jacobs 反应的反应历程,并分析什么样的反应条件有利于提高生成物的产率。

2. 本反应是高温反应,请列举 3 种其他的高温浴装置,并写出各自的注意事项。

（六）1-乙基-7-氯-6-氟-1,4-二氢-4-氧喹啉-3-羧酸乙酯(5,乙基物)制备

取 250 mL 四颈瓶,装上搅拌器、回流冷凝器、100 ℃温度计和滴液漏斗,向四颈瓶中加入环合物 12.5 g、无水碳酸钾 15.4 g、DMF 62.5 g[1],充分搅拌,继续加热到 70 ℃,保温于 70~80 ℃下,在 40~60 min 内滴加溴乙烷 12.5 mL[2]。滴加完成后,缓慢升温至 100~110 ℃,继续保温反应 5~6 h,反应完成后,进行减压回收 70%~80% 的 DMF,随后降温到 50 ℃左右[3],加入 100 mL 蒸馏水,此时有晶体析出[4],待晶体完全析出后,过滤[5],用 5~8 mL 蒸馏水冲洗,40 ℃干燥,得到粗品,再用 60 mL 乙醇重结晶[6]。

【注解 6】

[1] 反应中用到的 DMF 要预先进行干燥,反应中用到的无水碳酸

钾也必须要干燥。

[2] 溴乙烷的沸点低，容易挥发，为了避免造成损失，可以将滴液漏斗滴管适当加长，伸入到液面以下，同时也要注意反应装置的密闭性。

[3] 反应液加水时要注意降至 50 ℃左右，如果温度过高可能导致酯键发生水解，过低会使产物结成块，后处理很困难。

[4] 酮式与烯醇式环合物在溶液中会有一平衡点，反应后可以得到少量的乙基化合物，该化合物随着主产物一起进入到后续反应中，导致生成 6-氟-1,4-二氢-4-氧代 7-(1-哌嗪基)喹啉(简称叫脱羧物)，该产物成了诺氟沙星中的主要杂质。在反应中，不同的乙基化试剂，O-乙基产物生成量也不一样，采用溴乙烷作为乙基化试剂时生成量较低。

[5] 滤饼洗涤时要边将颗粒碾碎，同时要用大量的水进行冲洗，否则将有少量的 K_2CO_3 残留在产物中。

[6] 乙醇重结晶的操作：取粗品，加入粗品 4 倍量的乙醇，加热至沸腾，促进其溶解。稍微冷却后加入 4～6 g 活性炭，随后回流 10 min，趁热进行过滤，滤液冷却至 10 ℃后晶体析出，随后过滤，洗涤晶体，60 ℃干燥，得精品，测定产物熔点，熔点：144～145 ℃。因为母液中还留有部分产品，可以先将溶液浓缩到体积的一半，继续冷却，析出晶体，得到的产品也可以作为下一步的原料。

【思考题6】

1. 请找出 2～3 种其他的适合本反应的乙基化试剂，并比较他们的优缺点。

2. 该反应的副产物主要有哪些? 请列举出能有效减少副产物生成的方法。

3. 采用什么方法可以充分合理利用溴乙烷?

4. 如果在减压回收 DMF 后不进行降温,直接加水稀释,将对反应有什么影响?

（七）1-乙基-7-氯-6-氟-1,4-二氢-4-氧喹啉-3-羧酸(6,水解物)的制备

取三口烧瓶,装上搅拌器、冷凝器和 100 ℃ 温度计,向三口烧瓶中加入 10 g 乙基物以及氢氧化钠溶液(5.5 g 氢氧化钠,蒸馏水 75 mL)[1],缓慢加热到 95～100 ℃,保温反应 10 min。室温冷却到 50 ℃,随后加入水 62.5 mL 稀释,用浓盐酸调节 pH＝6[2],室温下冷却至 20 ℃,随后过滤,加 5～8 mL 水冲洗,40 ℃ 干燥,测定其熔点,如果产物熔点低于 270 ℃,则必须进行重结晶[3],最后计算收率。

【注解7】

[1] 由于反应物不能溶解于碱中,而产品可溶解于碱,在反应完成后,反应液变得澄清。

[2] 在调 pH 值之前应要先粗略计算盐酸的用量,等快到滴定终点时,要将盐酸进行稀释,以防加入的酸过量。

[3] 重结晶的方法:取粗品,加粗品 5 倍量(体积)的从上一步回收到的 DMF,加热溶解,加入活性炭,再进行加热,过滤,随后除去活性炭,室温下冷却,结晶,然后过滤,蒸馏水洗涤,干燥,最后得精品。

【思考题7】

1. 在本反应的水解反应中的副产物有哪几种,如将这些副产物带入下一步将有什么后果?

2. 浓盐酸调节 pH 值快到 6 时,溶液将有什么变化? 原因是什么?

（八）诺氟沙星的制备方法 1

取 150 mL 的三口烧瓶,装上搅拌器、回流冷凝器和 100 ℃的温度计,加入上一步获得的水解物 5 g,加入无水哌嗪 6.5 g,随后加入吡啶 32.5 g,加热回流反应 5～6 h[1],随后在冰水浴中冷却到 10 ℃,晶体析出,进行抽滤,60 ℃干燥,产品称重,测定熔点,产物熔点:215～218 ℃。向上述粗品加入 50 mL 水进行溶解,再用冰醋酸调节 pH=7,进行抽滤,得到精品,60 ℃干燥,产品称重,测定熔点,计算产率与总产率[2]。诺氟沙星红外图谱见图 3-19。

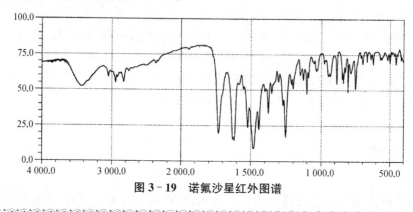

图 3-19 诺氟沙星红外图谱

【注解 8】

[1] 本反应是氮烃化反应,应严格注意温度和时间对反应的影响。

[2] 反应物的 6 位氟也可以与 7 位的氯竞争性地参加反应,将会有氯哌酸的副产物生成,最多可以达到 25%。

【思考题 8】

1. 在本反应中加吡啶有什么作用,请指出本反应的主要优缺点。

2. 用水进行重结晶时主要是分离哪些杂质? 请列举出其他几种精制方法,并与本方法进行比较。

3. 以本实验为基础编制一份工艺操作规程与工艺流程。

4. 对产品进行红外光谱与核磁共振氢谱解析。

（九）硼螯合物的制备

取 250 mL 四颈瓶，装上搅拌器、冷凝器、200 ℃温度计和滴液漏斗，依次加入氯化锌、硼酸各 3.3 g 与少量乙酸酐 7 mL（乙酸酐总计用量为 17 mL），边搅拌边加热到 79 ℃[1]，在反应引发以后，马上停止加热，容器内自动升温到 120 ℃。随后滴加完剩余的 10 mL 乙酸酐，在滴加完后回流 1 h，在冰水浴中冷却，随后加入乙基物 5 g，加热回流 2.0 h，随后冷却到室温，加蒸馏水，随后过滤，用少量预先冰冷的乙醇洗涤到灰白色[2]，60 ℃干燥，测定产物熔点，硼螯合物熔点为 275 ℃。

【注解 9】

　　[1] 硼酸与乙酸酐的反应是生成硼酸三乙酰酯，当温度达到 79 ℃的临界点时才开始反应，并有大量的热量放出，温度随后急剧上升。反应容器最好采用 250 mL 以上的反应瓶，并缓慢加热，防止冲液。

　　[2] 由于螯合物在乙醇中也有一定的溶解度，为了有效地防止产品的损失，在最后进行洗涤时，可以先用冰水进行洗涤，等温度降下来以后，再用冰乙醇进行洗涤。

【思考题 9】

在硼螯合物的制备中，搅拌快慢对该反应有何影响？

（十）诺氟沙星的制备方法 2

在装有搅拌器、回流冷凝器、温度计的三口烧瓶中，加入螯合物 10 g、无水氟哌嗪 8 g、二甲亚砜（DMSO）30 g，于 110 ℃反应 3 h，冷却至 90 ℃，加入 10% NaOH 溶液 20 mL，回流 2 h，冷至室温，加 50 mL 水稀释，用乙酸调 pH 值为 7.2，过滤，水洗，得粗品。在 250 mL 烧杯中加入粗品及 100 mL 水，加热溶解后，冷却，用乙酸调 pH＝7，析出固体，抽滤，水洗，干燥，得诺氟沙星，测熔点，计算产率。

【思考题 10】

参考诺氟沙星相关文献资料，选择可以替代 DMSO 的溶剂或溶剂系统。

第五章

设计性实验

 实验三十一　棕榈酸氯霉素(Chloramphenicol Palmitate)的合成及其晶型药物制备

【实验目的】

1. 了解前药和晶型药物的原理。
2. 熟悉药物化学专业文献资料的查阅与应用。
3. 掌握晶型药物制备的实验方法。
4. 熟悉药物分子合成路线的设计与筛选原则。

【背景材料】

　　氯霉素(Chloramphenicol)在临床上首先用于治疗伤寒、副伤寒和其他沙门菌、脆弱拟杆菌感染。氯霉素属于广谱抗生素,敏感菌包括肠杆菌科细菌、炭疽杆菌、肺炎球菌、链球菌、李斯特氏菌等,另外也可用于衣原体、钩端螺旋体和立克次体感染。

　　临床用药中发现,氯霉素味道极苦,患者临床顺应性差,在对其进行结构改造与修饰中发现,氯霉素的棕榈酸酯衍生物没有苦味。棕榈酸氯霉素为氯霉素的前体药物,是利用氯霉素结构上的特点,将分子中3位羟基与棕榈酸的羧基键成酯后得到的氯霉素衍生物。氯霉素原药经酯化修饰后改变了它的理化性质,同时也改善了它的不良气味。棕桐酸氯霉素进入体内后,经十二指肠被酶水解重新释放出氯霉素而发挥疗效,其抗菌谱和用途与氯霉素相同,它的优点在于消除了苦味而且特别适用于儿童服用,另外在体内是逐渐分解出氯霉素,因而作用较持久,半衰期长。

棕榈氯霉素化学名为 D -苏-(—)- N -[α -(羟基甲基)- β -羟基-对硝基苯乙基]-2,2-二氯乙酰胺- α -棕榈酸酯,为白色或类白色粉末,分子结构式如下:

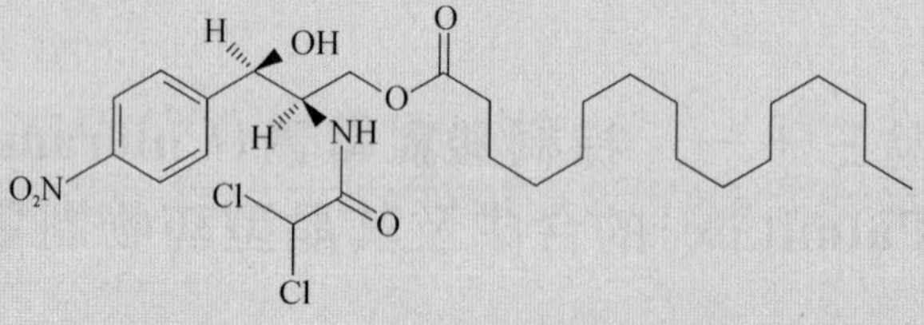

1985 年版《中国药典》记载了我国第一个晶型药物棕榈氯霉素,指出该药物存在多晶型现象,其药用有效晶型为 B 型,可以用红外光谱技术对晶型进行控制。

【设计指导和要求】

1. 棕榈酸氯霉素的制备

(1) 合成方法初步设计

以氯霉素为原料合成棕榈酸氯霉素。系统检索棕榈酸氯霉素及类似药物的合成方法文献,重点考察酯化试剂选择、反应条件、纯化方式、仪器装备等环节因素,并进行整理、总结;综述多种合成路线,评价优缺点和可操作性性,在此基础上提出自己拟采用实验方案。要求合成方法与路线要尽可能简短,并尽可能使用绿色化学工艺条件。另外根据实验实际需要列出仪器、原料和试剂等清单,一并交指导教师审核。

(2) 预实验

按照拟采用实验方法尝试合成棕榈酸氯霉素,与文献方法进行对照比较,记录实验现象和结果,探讨实验的注意事项,并对合成路线的优缺点进行较为详细的分析,最终确定合成棕榈酸氯霉素方法,形成方案后交指导教师审核。

（3）制备实验开展和小结

按照自主设计的合成路线开展合成实验,完成棕榈酸氯霉素合成、后处理和产品的纯化工作。

2. 棕榈酸氯霉素晶型药物的制备

（1）棕榈酸氯霉素晶型的文献调研

查阅中国药典等资料文献,了解棕榈酸氯霉素存在的晶型种类,总结其理化性质和生物活性特点。

（2）棕榈酸氯霉素晶型药物的制备方法设计

参考文献方法,优化设计棕榈酸氯霉素结晶过程,从结晶原理出发对重结晶法、挥发法、扩散法、粉碎研磨法等方法进行尝试,制得符合药典标准的药物晶型。

（3）棕榈酸氯霉素晶型药物的分析

通过熔点测定、紫外图谱、TLC薄层板、HPLC谱、红外光谱、核磁共振氢谱等分析方法对产物进行结构鉴定,确定棕榈酸氯霉素产品的化学结构,最后通过熔点测定和红外光谱法对棕榈酸氯霉素产品晶型进行测定确证。

3. 设计实验报告提交

对设计实验完成情况进行总结和讨论,同时提交产品,在规定的时间内提交实验总结报告。报告内容要注重对实验过程出现问题和解决方法进行讨论和分析。

总结报告内容要包括产品的重量,工艺路线与制备方法、产率、纯度,熔点、晶型特征分析等。

【思考题】

1. 棕榈酸酯的合成方法有哪些,如何快速优化药物合成工艺条件?

2. 合成得到的棕榈酸氯霉素粗品中有哪些杂质,应该如何进行纯化?

3. 药物结晶应该如何选择结晶溶剂?

实验三十二　佐米曲普坦的合成

【实验目的】

1. 掌握重氮化、还原、费歇尔吲哚合成等合成方法的反应原理和操作过程。

2. 通过佐米曲普坦工艺过程设计与药物合成，锻炼独立分析问题、解决问题的能力，了解药物化学中药物合成设计的全过程。

【背景材料】

佐米曲普坦，英文名称：Zolmitriptan，化学名称：(S)-4-[[3-[2-(二甲氨基)乙基]吲哚-5-基]甲基]-2-噁唑烷酮。分子式：$C_{16}H_{21}N_3O_2$，分子量：287.36，结构式：

佐米曲普坦是一种新型、高效、特异性治疗急性偏头痛的药物，是高选择性的5-HT$_{1B/1D}$受体激动剂，通过激动5-HT1受体引起血管收缩并抑制神经肽的释放，从而缓解偏头痛的发作，其治疗有效率为56%～71%。

佐米曲普坦最初由德国 Glaxo-Wellcome 公司开发，后有英国 Zeneca 公司于1997年3月首次获得批准进入英国，1998年 FDA 批准其上市。佐米曲普坦是欧洲市场上抗偏头疼药物销售最好的药物之一，也是美国销售领先的曲坦类药物之一。

佐米曲普坦为白色或类白色粉末，熔点：135～140 ℃，pKa＝9.64，logP＝1.6。稳定，不吸潮，味苦。

佐米曲普坦主要有以下几种合成方法：

(1) 以 4-硝基-L-苯丙氨酸为原料,经酯化、还原,与光气反应环化得到内酯后再与 Pd/C 催化加氢得到(S)-4-(4-氨基卞基)-1,3-噁唑烷-2-酮,再经重氮化、还原,然后应用费歇尔吲哚反应构建吲哚环,甲基化后得到佐米曲普坦。

(2) 以(S)-4-(4-氨基卞基)-1,3-噁唑烷-2-酮为原料经重氮化、还原得到肼类化合物后与二氢-2H-吡喃-2,3(4H)-二酮反应,再费歇尔吲哚合成,开环、氨化后脱羧得到佐米曲普坦。

(3) 以(S)-4-(4-氨基卞基)-1,3-噁唑烷-2-酮为原料经重氮化后直接与 6-(1,3-二氧代异吲哚啉-2-基)-3-(2-甲氧基-2-氧代乙基)己-2-烯-2-醇酸的金属盐反应,随后构建吲哚环、水解得到伯胺,二甲基化后脱去吲哚环 2 位的甲酸酯得到佐米曲普坦。

(4) 以(S)-4-(4-氨基卞基)-1,3-噁唑烷-2-酮为原料先与亚硝酸钠反应重氮化,再经过氯化亚锡还原,得到中间体苯肼衍生物,然后经过费歇尔吲哚反应一锅两步法得到佐米曲普坦。

【设计指导和要求】

1. 佐米曲普坦合成路线筛选

查阅文献,自行选择合成路线,比较不同实验方案,对合成路线进行评价并将筛选确定方案交指导老师。

2. 佐米曲普坦合成工艺优化

优化该药的具体合成工艺,运用已经掌握的药物合成技术进行本品的合成并得到最终产物。在参考文献的基础上对试剂、溶剂等工艺的优化改进,设计路线与制备工艺。可能使用到的主要原料和仪器：

(S)-4-(4-氨基卞基)-1,3-噁唑烷-2-酮、亚硝酸钠、盐酸等；三颈瓶、单颈瓶、恒压滴液漏斗、球形冷凝管、量筒、电子天平、磁力搅拌器等。

3. 佐米曲普坦合成产物分析与确证

掌握化合物结构确证的常用方法,对最终产物进行红外光谱、紫外光谱、核磁共振氢谱和碳谱的测定并对这些图谱进行解析以确证本品的结构。

4. 设计实验报告提交

对设计实验方案与实验结果进行总结和讨论,提交产品,并在规定的时

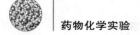

间内提交实验总结报告。总结报告内容包括产品的重量，工艺路线与制备方法、产率、纯度、熔点等。报告内容应注重对实验过程出现问题和解决方法进行讨论和分析。

【思考题】

1. 应该从哪些方面对药物合成路线进行评价？
2. 如何保证佐米曲普坦合成产物是单一立体构型？

实验三十三　(一)-扁桃酸(L-mandelic acid)的合成

【实验目的】

1. 熟悉药物合成路线的一般设计方法。
2. 熟悉手性药物拆分在药物合成中的作用和意义。
3. 熟悉手性药物常见的合成及拆分方法。
4. 掌握手性药物光学纯度的测定及检测方法。

【背景材料】

扁桃酸,又称苦杏仁酸,在医药工业中作为重要中间体用来生产头孢羟唑、血管扩张药环扁桃酸酯、滴眼药羟苄唑、匹莫林等。

化学名为 a-羟基苯乙酸,分子式:$C_8H_8O_3$,相对分子量:152.05,分子结构式如下:

$$\text{OH} \quad \overset{*}{} \quad \text{COOH}$$

本品为白色片状结晶。熔点:119 ℃。易溶于热水、乙醚和异丙醇,不溶于乙醇。曝光过久,会引起变色和分解。

工业生产中常以苯甲醛作为反应原料,生成一对外消旋体。(一)-扁桃酸常作为重要的医药中间体使用。

【实验要求】

1. 查阅文献,设计以苯甲醛作为起始原料合成扁桃酸的反应路线。

2. 查阅文献,设计合理的试验方法,对生成的扁桃酸外消旋体进行手性拆分。

3. 计算投料比,选用合适的催化体系,完成试验,要求生成(一)-扁桃酸光学纯品 0.304 g。

4. 选取简单易行、成本较低的方法测试并判断生成(一)-扁桃酸的光学纯度。

【思考题】

1. 外消旋体光学拆分的方法有哪些？各有什么优缺点？哪些适合于工业生产？

2. 手性目标产物的合成方法有哪些？

3. 手性合成与手性拆分各有哪些优缺点？

实验三十四　维格列汀(Vildagliptin)的合成

【实验目的】

1. 熟悉药物合成路线的一般设计方法。
2. 掌握逆向合成法设计药物合成路线的基本原理。
3. 掌握药物合成路线的比较与选择原则。
4. 掌握酰化、环合等反应条件的选择、优化及其在药物合成中的应用。
5. 熟练掌握药物理化性质的意义及测定方法。

【背景材料】

　　维格列汀(vildagliptin),由瑞士诺华制药有限公司研发,是口服给药的Ⅳ型二肽基肽酶-Ⅳ(DPP-Ⅳ)选择性、可逆性抑制剂,通过作用于胰岛β细胞膜上的受体,促进胰岛素的分泌,同时可降低胰高血糖素浓度,从而降低血糖,对体重无明显影响,肝肾功能不全患者亦无须调整剂量,药动学结果不受食物影响。2007年获准在欧盟上市,用于治疗2-型糖尿病。

　　化学名为1-[[(3-羟基-1-金刚烷基)氨基]乙酰基]-2-氰基-(S)-四氢吡咯,分子式:$C_{17}H_{25}N_3O_2$,相对分子量:303.19,分子结构式如下:

　　本品为白色结晶性粉末,熔点:129~130 ℃,相对密度为1.137 g/mL。

　　工业生产中常以 L-脯氨酸为起始原料,经过数步反应,经分离、纯化后制得维格列汀原料药。

【实验要求】

1. 查阅文献,调研以 L-脯氨酸为起始原料合成维格列汀原料药的反应路线,比较各反应路线的优缺点,结合实验室条件,确定实施方案。

2. 以 L-脯氨酸为原料,根据逆向合成法设计药物合成路线的基本原理,设计反应路线,计算投料比并完成试验,要求生成维格列汀原料药 0.303 g。

3. 选取合适的催化剂,优化反应路线,提高反应产率。

4. 反应结束,选取合适的洗脱剂,用硅胶柱层析对反应产物进行分离、纯化。

5. 选取三种以上简单易行、成本较低的方法判断生成维格列汀原料药的纯度(包含光学纯度)。

6. 选用两种以上简单方法,对生成产物的结构进行确认。

【思考题】

1. 本反应能否选用 L-脯氨酰胺作为起始原料?

2. 反应的酰化试剂有哪些? 如何选择?

3. 选用催化剂有哪些注意事项?

4. 其他维格列汀原料药合成路线有哪些优缺点?

药物生产工艺中避免使用和限制使用的溶剂

生产中避免使用的溶剂

溶 剂	限制浓度(%)	影 响
苯	0.000 2	致癌
四氯化碳	0.000 4	毒性大并影响环境
1,2-二氯乙烷	0.000 5	毒性大
1,1-二氯乙烯	0.000 8	毒性大
1,1,1-三氯乙烷	0.15	有害环境

生产中限制使用的溶剂

溶 剂	限制浓度(%)	溶 剂	限制浓度(%)
乙腈	0.041	甲醇	0.3
氯苯	0.036	2-甲氧基乙醇	0.005
三氯甲烷	0.006	甲基丁基酮	0.005
环己烷	0.388	甲基环己烷	0.118
1,2-二氯乙烯	0.187	N-甲基吡咯烷酮	0.053
二氯甲烷	0.06	硝基甲烷	0.005
1,2-二甲氧基乙烷	0.01	吡啶	0.00
N,N-二甲基乙酰胺	0.109	四氯噻吩	0.016
N,N-二甲基甲酰胺	0.088	四氢化萘	0.01
二氧六环	0.038	四氢呋喃	0.072
2-乙氧基乙醇	0.016	甲苯	0.089
乙二醇	0.062	1,1,2-三氯乙烯	0.008
甲酰胺	0.022	二甲苯	0.217
正己烷	0.029		

常用有机溶剂物理常数

溶剂(中文名)	溶剂(英文名)	熔点(℃)	沸点(℃)	密度(g/mL)
乙酸	Acetic Acid	16.6	117.9	1.409
乙酸酐	Acetic Anhydride	−73	140	1.06
丙酮	Acetone	−95.35	56.24	0.792
苯	Benzene	5.53	80.2	0.88
1-丁醇	1-Butanol	−89	118	0.81
四氯化碳	Carbon Tetrachloride	−23.0	76.54	1.59
甲苯	Methylbenzene	−95	110.6	0.867
氯仿	Chloroform	−63.5	61.2	1.48
苯胺	Aniline	−6.2	184.4	1.022
乙酸乙酯	Ethyl acetate	−83.6	77.06	0.900
正丁醇	Butyl alcohol	−83.95	117.25	0809
正溴丁烷	1-Bromobutane	−112.4	101.6	1.274
硝基苯	Nitrobenzene	5.7	210.9	1.299
溴苯	Bromobenzene	−30.6	156.2	1.499
氯苯	Chlorobenzene	−45.6	131.8	1.106
环己烷	Cyclohexane	6.5	81	0.78
二氧六环	Dioxane	11	101	1.08
乙醇	Ethanol	−114.1	78	0.80
乙醚	Ether	−116.3	35	0.71
己烷	Hexane	−95	69	0.66
甲醇	Methanol	−97	65	0.79
二氯甲烷	Methylene dichloride	−97	10	1.32
正戊烷	Pentane	−129.8	36	0.63
石油醚	Petroleum Ether	—	30~60	0.62~0.66
异丙醇	2-Propanol	−88.5	82	0.79
吡啶	Pyridine	−41.6	115	0.98
四氯呋喃	Thtrahydrofuran	−106	65	0.99

实验室常用酸碱试剂的浓度

试剂名称	相对分子质量	密度 (20 ℃(g/mL))	浓度 (mol·L)	重量百分浓度(%)
浓硫酸	98.08	1.84	18.0	96.0
浓盐酸	36.46	1.19	12.1	37.2
浓硝酸	63.01	1.42	15.9	70.4
磷酸	98.00	1.70	14.8	85.5
冰乙酸	60.05	1.05	17.45	99.8
浓氨水	17.03	0.90	14.8	28.0
浓氢氧化钠	40.00	1.43	14.3	40.0

参考文献

［1］ 国家药典委员会.中华人民共和国药典,2015 年版,二部［M］.北京：化学工业出版社,2015.

［2］ 肖新月,余振喜.化学药品对照品图谱集-红外、拉曼、紫外光谱分析［M］.北京：中国医药科技出版社,2014.

［3］ 许崇,韦贵云,黄兴振.药物化学实验合成美沙拉嗪的方法改进［J］.中国医药科学,2014,4(16)：42－43.

［4］ 卢定强,严国荣,王新仙等.局部麻醉药盐酸达克罗宁高效合成工艺［J］.生物加工过程,2016,14(5)：65－69.

［5］ 李建军.抗肿瘤药物吉非替尼的合成［D］.河北医科大学,2015.

［6］ 江梅珍.EGFR 抑制剂类抗癌药吉非替尼合成工艺研究［D］.南昌大学,2016.

［7］ 尤启冬.药物化学实验与指导［M］.北京：中国医药科技出版社.2000

［8］ 邓晶晶,李婷婷,尤思路.苯妥英钠的合成路线的改进［J］.内蒙古中医药,2008,27(5)：46－47.

［9］ 许崇,韦贵云,黄兴振.药物化学实验合成美沙拉嗪的方法改进［J］.中国医药科学,2014,4(16)：42－43.

［10］ 孙亚芳,朱占元.曲尼司特合成工艺的改进［J］.浙江化工,2003,34(11)：12－12.

［11］ 李乃瑄,阎秀芳,肖如亭.HPLC 手性离子对试剂法拆分普萘洛尔对映体［J］.应用化工,2003(2)：48－50.

［12］ 张英.盐酸普萘洛尔的合成工艺研究［D］.浙江工业大学,2008.

［13］ 卢定强,严国荣,王新仙等.局部麻醉药盐酸达克罗宁高效合成工艺［J］.生物加工过程,2016,14(5)：65－69.

［14］ 姚其正,王亚楼.药物合成基本技能与实验[M].北京:化学工业出版社,2008.

［15］ 孙铁民.药物化学实验[M].北京:中国医药科技出版社,2014.

［16］ 刘玮炜,曹志凌,唐丽娟.药物合成反应实验[M].北京:化学工业出版社,2012.

［17］ SDBSWeb:https://sdbs.db.aist.go.jp (National Institute of Advanced Industrial Science and Technology, date of access)

［18］ B.S. Furniss, Vogel's textbook of practical organic chemistry[M]. Longman London, 1996.

［19］ Rahman A F M M, Korashy H M, Kassem M G. Gefitinib[M]// Profiles of Drug Substances, Excipients and Related Methodology. Academic Press, 2014, 39:239 - 264.